MANUAL DE
FIBROMIALGIA

Basado en la recuperación de Marta

MANUAL DE
FIBROMIALGIA

Basado en la recuperación de Marta

Vicente Estupiñá - Isabel Ortells

Nuevo contenido:
¿Qué es la candiasis?

TESTIMONIOS

HOLA, SOY MARTA

Quiero contaros mi historia, ya que mucha gente podrá identificarse con ella, pues creo que todas las personas que padecemos esta enfermedad, mas o menos, sentimos lo mismo.

Todo comenzó ya hará tres años, bueno, la verdad es que hace mucho más tiempo pero lo empezamos a ver con mas claridad después, cuando volvía de jugar a balonmano porque mis amigas, al igual que todo el mundo, venían cansadas pero yo siempre volvía mucho mas cansada de lo normal. Era el día de reyes y yo salía de paje, recuerdo que al volver hacia casa no sabía si podría llegar del dolor que tenía en las piernas y de lo cansada que estaba.

Todos estos síntomas nos desconcertaban, a mis padres y a mi misma, porque no era normal que una niña de mi edad pidiera que por favor me dieran una silla de ruedas porque no me podía mover, había gente que me decía que yo era muy vaga, me lo dijeron, incluso, algunos profesores y médicos.

Mi madre ya estaba empezando a pensar que podía ser fibromialgia pero al tener pocos datos decidimos ir al hospital y tras haber estado una semana nos confirmaron que, efectivamente, tenía fibromialgia. Yo al principio no supe reaccionar porque nunca antes había oído ese nombre, pero cuando pasó un mes empecé a desear que ojala no tuviera esta enfermedad porque supe que sería para toda la vida y que si tenía que asumir esta enfermedad tendría que soportar muchas burlas de todas las personas de mi alrededor.

Cuando yo ya pensaba que mi vida se acababa, en el sentido de que no podría nunca volver a ser como una persona normal, mi madre encontró un libro de los grupos sanguíneos y como ya habíamos probado muchas cosas pensamos que por intentarlo no perdíamos nada. Al principio me costó mucho acostumbrarme a la dieta porque estábamos empezando a probar distintos tipos de comida y la verdad no estaba muy buena. Pero pasaron los meses y al ver que yo podía volver a caminar y a hacer cosas como los demás decidimos continuar con la dieta.

Cuando empecé a ver que podía volver a correr sin que me salieran contracturas o se me rompieran las fibras empecé a ser una niña mas alegre, aunque antes ya lo era, pero tenía mas ganas de vivir y de hacer viajes o salir por las noches con mis amigas.

En estos momentos estoy muy orgullosa de lo que mis padres y amigas hicieron por mí: Para que no se me hiciera una carga tener que comer distinto a los demás, tanto mis padres como mis amigas intentaron comer igual que yo, siempre les estaré agradecida por todo esto.

Yo espero que el libro les sirva a todas las personas que tienen esta enfermedad, para que puedan volver a disfrutar de las mismas ilusiones que tenían antes y que ahora posiblemente han perdido.

Mis padres han decidido explicar todo esto en un libro

para ayudar y que nadie más tenga que sufrir todo lo que yo he sufrido, y para que las personas incluidos los médicos sepan ver que la fibromialgia tiene solución. Espero que todos mejoren.

También creo que poder hablar de ello puede servir para mejorar, esto lo he podido comprobar personalmente hace unos días. En el Instituto debíamos hablar durante cuatro minutos de un tema cualquiera y explicarlo en clase delante de los compañeros.

Después de hablarlo con mi madre decidí que un tema que yo conocía era la fibromialgia, en casa estuve ensayando sobre como y que iba a decir y parecía que lo tenía todo muy preparado, lo que no podía yo saber era lo que iba a ocurrir.

Llegó mi turno y salí a la pizarra, delante de mis compañeros, todo parecía ir bien hasta que llegó un momento en que, después de explicar que era la fibromialgia, las personas afectadas en el mundo y los síntomas de esta enfermedad, tuve que decir que hacia dos años que a mi me habían diagnosticado fibromialgia, en ese momento empecé a notar que las palabras no me salían y que me ahogaba, estaba llorando y lo peor es que no podía parar, mis compañeros me miraban sin saber que hacer y la profesora me decía que respirara y me tranquilizara.

En ese momento me di cuenta de todo lo que había sufrido y lo enferma que había llegado ha estar, también pensé en mis padres y en lo mucho que, por mi, habían sufrido ellos también. Era como si de repente se hubiese destapado en mi algo que estaba escondido en mi interior y que de pronto había surgido al exterior, la verdad es que me sorprendió, me relajo y me hizo sentir bien. Con la ayuda de mis amigos y de la profesora pude continuar y acabar mi historia que nunca antes había querido contar a nadie.

Mis padres han luchado mucho para conseguir que otras personas que sufren fibromialgia les escuchen y sigan sus consejos, yo desde aquí les doy las gracias por su constante lucha. Y a todos aquellos que la padecen quiero decirles que con perseverancia, paciencia y fuerza de voluntad pueden vencerla al igual que yo la he vencido.

Un beso. Marta

Soy Maribel, la madre de Marta

Escribo esta carta desde Borriol, un pueblo de Castellón, de unos cinco mil habitantes. En realidad ni mi marido ni yo somos de Borriol, mi marido es de Portell de Morella, un pueblo montañoso del interior de Castellón, y yo soy de Vila Real una ciudad cerca de Castellón, pero desde hace dieciocho años nuestra vida gira entorno a Borriol. Nuestras hijas han nacido aquí y desde luego ni se plantean el irse a vivir a otro sitio.

Aquí los niños juegan en la calle y nos conocemos casi todos, es la ventaja de los pueblos; el nuestro está sólo a siete kilómetros de Castellón y en unos quince minutos, aproximadamente, puedes estar en la capital con todas las ventajas que ello conlleva.

Los temas de salud y alimentación siempre nos han interesado mucho y todas las semanas compramos revistas dedicadas a estos temas, poco sabíamos que muy pronto estos conocimientos iban a servir de gran ayuda para devolver la salud y alegría a nuestra hija y en consecuencia a toda nuestra familia.

Tengo dos hijas Aranxa de 17 años y Marta de 14. Aranxa tiene alergias alimentarías, bastante graves, que en más de una ocasión nos han llevado a urgencias con ataques anafilácticos, motivo por el cual empezamos a investigar la forma de mejorar sus alergias.

Después estoy yo, la madre, desde pequeña he tenido problemas de colon irritable, todas las personas con este problema saben de qué estoy hablando, y las personas con fibromialgia casi todas sufren esta enfermedad.

Y por fin llego a nuestra protagonista, por suerte o por desgracia, Marta.

Marta nació el 29 de diciembre de 1990, era un bebé tranquilo y muy bueno, eso si, cuando le tocaba el biberón su padre paseaba por el pasillo para calmarla hasta que estaba preparado. Siempre ha sido muy cariñosa y simpática, además de sensible y sufridora por sus amigos, por los animales, por todas las cosas, siendo muy responsable con sus obligaciones.

De pelo largo y castaño, con ojos de color miel, está muy preocupada por ir a la moda pero siempre con su toque personal.

Al recordar la vida de Marta me doy cuenta que, ya a los tres años, empezó a tener síntomas de la enfermedad. A esa edad, cuando salía del parvulario siempre llevaba los ojos sucios de tanto tocárselos, al principio la reñía pero llegó un momento que me di cuenta que no era una manía de la niña si no un reflejo de algo que no iba bien. El pediatra confirmó que Marta se tocaba los ojos porque los tenía secos y ella se ponía saliva para calmar esa sensación de sequedad.

A la edad de cinco años empezaron los problemas de dolor en Marta.

Marta era una niña despierta y muy viva, a quien le gustaba salir a jugar con sus amigos y correr y saltar como a todos los niños. Pero cuando venía a casa siempre se quejaba de dolor en sus pies, primero no le dimos mucha importancia pero viendo que pasaban las semanas y el dolor no remitía la llevamos al pediatra quien nos mandó directamente al traumatólogo.

El traumatólogo le hizo unas radiografías que revelaron porque le dolían los pies, tenía los talones muy frágiles por descalcificación y le recetó un antiinflamatorio y un analgésico, además de unas plantillas de gel para que al pisar el suelo quedara amortiguado el peso de su cuerpo.

Por mas que lo probamos los dolores de Marta, en los pies, continuaron igual; cuando íbamos de compras tan pronto como veía un sitio para sentarse no dudaba en hacerlo, pues sus pies le dolían mucho y necesitaba sentarse y descansar.

A los nueve años empezaron los dolores en sus rodillas; le dieron mas pastillas para desinflamar y mas analgésicos para calmar el dolor, en realidad todas estas pastillas no le hacían ningún efecto pero la verdad es que, en aquel momento, no podíamos ni sabíamos hacer otra cosa.

A los diez años el traumatólogo decidió escayolar a Marta una pierna para ver si de esta forma el dolor desaparecía, estuvo escayolada un mes y cuando se la quitaron el dolor de la rodilla seguía igual, no habíamos avanzado nada y Marta se había pasado un mes escayolada. Pero lo peor aun estaba por venir.

En abril de 2002 Marta jugaba a balonmano con el equipo del colegio y cuando venía a casa no podía siquiera subir las escaleras, estaba tan cansada que le era imposible.

Marta decía que estaba más cansada de lo normal, la llevamos al médico, le hicieron análisis que nos revelaron que Marta estaba de maravilla, el médico lo atribuyó todo a la primavera. Como estaba llegando el verano, decidimos dejar pasar las vacaciones y entonces si continuaba igual volver a visitarle.

El verano ayudo un poco, podía dormir más horas y descansar por las tardes.

Si que notábamos que cuando salía con sus amigas con la bicicleta o a la piscina se encontraba bastante cansada, pero ella es muy fuerte e intentaba no parar nunca.

Pero llegó la hora de volver al colegio y no sabíamos que podía pasar.

En octubre tuvo una rotura fibrilar en una pierna, sólo estaba jugando con sus amigos, nos llamaron a casa para que fuéramos a buscarla al colegio, al llegar la profesora me dijo que no sabía que había podido pasar pues estaba jugando con los amigos y tuvieron que ayudarla porque no podía caminar de tanto dolor.

El médico dijo que era un simple tirón, que le diera un analgésico y con unos días de reposo se le pasaría, pero transcurrían los días y no mejoraba. Una exploración más exhaustiva del traumatólogo indicó que lo que tenía no era un tirón, era una rotura fibrilar, tuvieron que ponerle una venda y estar una semana con reposo absoluto.

Dos semanas después la rotura fue en la otra pierna, subiendo unas escaleras. Entonces el traumatólogo decidió hacer unos análisis por si tenía un poco de reuma en la sangre y así saber si todos los problemas eran motivados por esa causa. Los análisis volvieron a salieron perfectos.

Las contracturas fueron apareciendo por todo el cuerpo, ya ni siquiera podía llevar la mochila pues le dolían tanto los omoplatos y los brazos que le era del todo imposible cargar con ella. En ese momento decidí acompañar a Marta al colegio todos los días y llevarle, personalmente, la mochila para que no sufriera más contracturas en la espalda y en los brazos.

Hacer gimnasia era un calvario pues se cansaba y le dolía todo el cuerpo. Tuvimos suerte con su profesor de gimnasia ya que compendió que no se quejaba para dejar de hacer deporte, y aconsejó que hiciera sólo aquello que pudiese realizar pero sin forzar para nada su cuerpo.

En noviembre siguieron los problemas. La pediatra decía siempre que era la gripe. El primer día me lo creí pero tres semanas después y viendo que aún seguía teniendo "la gripe" empecé a ver todo aquello bastante dudoso y sospechoso.

Comenzaron los análisis de sangre, radiografías, ecografías, tacs y todo lo que le hacíamos estaba dentro de parámetros normales pero Marta cada día estaba peor. En este momento el traumatólogo nos dijo que no sabía por que Marta tenía tantos dolores y contracturas y que no podía hacer nada más por ella pues estaba totalmente desorientado, ya no sabía que pruebas mas hacerle.

En diciembre el problema se agravó porque Marta cuando venía del colegio se quedaba dormida en el sofá, sudaba mucho y no había forma de despertarla.

En el colegio había un profesor que la ridiculizaba siempre que podía, burlándose de ella delante de los compañeros, y diciendo que lo que ella quería era no trabajar y que la aprobaran sin esfuerzo alguno. Estos comentarios hacían mucho daño a Marta que no podía entender porque nadie creía que de verdad padecía enormes dolores en todo su cuerpo.

El día 15 de diciembre Marta me dijo que ella no podía ir al colegio, no podía casi caminar y tampoco podía estar sentada en la silla porque el dolor se hacia insoportable. Este era tan fuerte que le impedía coger un lápiz o abrir una bolsa de rosquilletas.

En esos momentos Marta tomaba Ibuprofeno cada cuatro horas pero no le hacía ningún efecto.

Llegó la Navidad y los días eran muy difíciles de llevar, tanto por parte de Marta como para nosotros mismos, su familia. Verla en el sofá sufriendo y a la vez luchando por salir con sus amigas era insoportable.

La víspera de Reyes salían de pajes y ella apenas podía

caminar, pero es muy cabezota y cuando quiere algo lucha hasta el final, ese día fue tremendo, con calmantes cada cuatro horas y sin remitirle los dolores ni un sólo momento.

Como consecuencia, el día de Reyes no pudo siquiera levantarse de la cama para ir a ver los regalos, estaba tan agotada por la fatiga y el dolor que daba pena verla, fue en ese momento cuando empezamos, muy seriamente, a asustarnos.

El día 8 de enero de 2003 le dolía mucho la cabeza, el cuello, las piernas y sobre todo la espalda, no podía dormir más de tres horas seguidas por la noche y de la cama no se podía levantar. La llevamos a urgencias con todos los análisis y radiografías que teníamos, todo estaba bien, nos dijeron que tomase más analgésicos y nos enviaron a casa.

Tres días después volvimos y les comenté si acaso pudiera padecer de fibromialgia. En Internet habíamos ido consultando e informándonos y los síntomas de Marta eran exactos y coincidentes con la sintomatología de la fibromialgia. Decidieron ingresarla.

Estuvimos ingresados durante una semana, le hicieron toda clase de pruebas y análisis, que por supuesto salieron bien, y el pediatra nos dijo que efectivamente se trataba de fibromialgia juvenil, una aspirina y otra vez a casa pués nos dijo que tener fibromialgia era como no tener nada.

Indignados le comunicamos que ya llevamos muchos meses dándole aspirinas e incluso analgésicos más fuertes y no mejoraba. La pediatra no sabe que decirnos, nos reconoce no tener ni idea de fibromialgia y menos aún que pueda existir en personas tan jóvenes.

Volvimos a casa. Marta ya no podía ni ir al colegio, los dolores no la dejaban dormir y al no descansar, su cuerpo se iba debilitando y, se agravaban tanto los dolores como el cansancio general que sufría.

En el mes de marzo conseguimos ir al Hospital Clínico de Barcelona, allí nos atendió un equipo fantástico que nos intentó ayudar recetando antidepresivos, relajantes y pastillas para dormir. Cada viaje a Barcelona le supone una proeza y un gran esfuerzo personal que le obliga a estar varios días en cama después de tantos dolores provocados y soportados.

Los días van pasando y Marta está cada vez peor, por culpa de las pastillas está todo el día medio dormida, hay días que casi no puede ni hablar y menos levantarse de la cama, y aun así hay algún medico que le dice que todo esto lo provoca ella misma porque quiere llamar la atención. Estas palabras dejan a Marta destrozada, no puede entender como le pueden decir algo así. Ella lo único que quiere es estar bien y poder salir, jugar y correr con sus amigas.

Fue en el mes de mayo cuando descubrí el libro: "Los grupos sanguíneos y la alimentación" del doctor Peter D´Adamo y Catherine Witney.

Comenzamos a leerlo y con sorpresa descubrimos que habla de la fatiga crónica y de la forma, no de curarla, pero si de mejorar la vida de los enfermos que la padecen.

También, en ese momento, en una tienda naturista nos hablan de otro libro: "El equilibrio a través de la alimentación" de la doctora Olga Cuevas Fernández. Él nos ayudará a comprender muchas teorías que teníamos equivocadas sobre la alimentación, y que será el cimiento de la recuperación de nuestra hija Marta.

Poner la dieta en marcha nos costó mucho, pues significaba un cambio radical en el tipo de la alimentación que hasta ese momento llevábamos en casa, pero lo teníamos que intentar.

La primera semana fue muy dura, además del cambio de alimentos Marta sufrió un empeoramiento, con muchos dolores en todo su cuerpo. Hablamos con un médico naturista y nos dijo que era normal, es más, nos aseguró que ese empeoramiento quería decir que se estaba limpiando el organismo y que en unos días irían desapareciendo todos esos síntomas. Efectivamente, a finales de la segunda semana Marta dejó de pedir pastillas para dormir, la noche anterior se le olvido tomarla y sin embargo durmió de un tirón.

También dejamos de darle los analgésicos que tomaba, esto fue una decisión que tomamos mi marido y yo viendo que en realidad todo lo que estaba tomando, hasta la fecha, no le había hecho ningún efecto positivo en su enfermedad y siendo nuestra responsabilidad dárselos o no, creímos que era lo correcto suprimirlos, y debo decir que acertamos en nuestra decisión, pues al suprimir tanto los relajantes como las pastillas para dormir, Marta fue despejándose y teniendo ganas de hacer cosas como leer y hablar.

La última semana de colegio y después de llevar un mes comiendo de esta manera volvió a clase después de cinco meses sin poder asistir habitualmente y su cuerpo respondió perfectamente.

Comenzamos a combinar la dieta con masajes periódicos, realizados por un fisioterapeuta, quien nos comentó que la espalda de Marta tenía tantas contracturas, que harían falta muchos meses para notar una ligera mejoría.

Después de tres semanas de dieta, las contracturas casi habían desaparecido. El fisioterapeuta estaba sorprendido, no esperaba ver una recuperación tan rápida.

A finales de julio fuimos al Hospital Clínico de Barcelona y tras realizar un reconocimiento completo, no daban crédito a lo que estaban viendo, ya que al explorar la espalda de Marta sus contracturas casi habían desaparecido por completo y su aspecto físico y emocional era estupendo.

Marta ya no tenía ese sueño que le hacía dormir a cualquier hora del día, y ya no sentía dolor en su cuerpo. Ella sabe que sólo debe comer alimentos naturales y que sean beneficiosos para su enfermedad. Cuesta muchos lloros, sacrificios y discusiones, pero va comprobando, por sí misma, que si un día come alimentos no permitidos se encuentra cansada y vuelven los dolores y las contracturas.

Han pasado dos años desde que empezaron los problemas, en septiembre de 2002, ahora después de poco más de dos años, Marta continua haciendo su dieta y lleva una vida normal, ha aprendido a comer sin ningún problema, pero sólo alimentos beneficiosos para su cuerpo.

Toda la familia seguimos este tipo de alimentación y todos nos encontramos muy bien, mejor que antes diría yo. Personalmente desde que sigo esta forma de alimentación, alimentación sana creo, todos los problemas digestivos y de colon irritable que antes tenía están solucionados.

Olvidaba decir que Marta también sufría de colon irritable desde que nació y en estos momentos eso forma parte del pasado al igual que su enfermedad. Otro problema que tenía era que dos o tres veces al año sufría sinusitis con mucho dolor de cabeza y mucosidades, desde que dejó de beber leche, también, le han desaparecido.

Actualmente, Marta juega a balonmano, va al Instituto y sale con sus amigas, amigos y va de fiesta cuando la ocasión lo requiere, y todo ello, simplemente, porque sigue manteniendo esta forma de nutrición. No toma ningún medicamento y está incluso más fuerte y sana que muchas de sus amigas.

En este libro queremos compartir con todas las personas que sufren esta terrible enfermedad nuestra experiencia y brindarles nuestro apoyo, sabemos que muchas de estas personas se sienten solas y normalmente rechazadas tanto por la familia, que cree que se queja por llamar la atención, como por parte de algunos facultativos que las derivan al psicólogo y así se desentienden de un paciente "problemático" al que no saben que decir ni mucho menos como tratar.

Durante este último año hemos hablado con muchas personas afectadas, casi todas están operadas de la espalda, muñecas, pies. Ninguna de ellas ha encontrado mejoría con la operación, al contrario, normalmente han visto agravados sus dolores.

Pedimos desde aquí más ayuda y comprensión para todas las personas afectadas de fibromialgia.

Con el tipo de alimentación que llevamos actualmente, ésta y otras muchas enfermedades como reuma, osteoporosis, esclerosis y similares, serán una plaga en un futuro no muy lejano, pues tanta grasa, azúcar y alimentos basura están atacando al cuerpo debilitándolo y dejándolo sin defensas. Debemos volver a una alimentación sana y equilibrada.

Me gustaría contar dentro de todas las experiencias que tengo vividas desde que Marta está enferma, lo que le pasó hace apenas unos meses.

Era a finales de marzo, Marta empezó a quejarse de dolor abdominal, en un principio no era ni muy definido ni muy fuerte, pero cada día le dolía más, tanto es así que decidimos visitar a su médico; en el primer reconocimiento no supo que decirnos y le recetó un jarabe para descartar una acumulación de aires.

Los dolores fueron en aumento y en una segunda visita creyó conveniente que fuésemos al hospital, pensando que pudiera ser una apendicitis oculta.

En el hospital según contábamos los síntomas pensaron que posiblemente fuera apendicitis, no obstante realizaron la obligada analítica y para no perder la costumbre los análisis y radiografías salieron normales.

Le recetaron relajante abdominal y ha esperar la evolución. Los días fueron pasando y las visitas a urgencias llegaron a cuatro y continuábamos sin saber cual era el motivo para esos dolores estomacales.

Decidimos visitar un urólogo amigo de la familia. En la exploración no encontró motivo para esos dolores, el apéndice no estaba inflamado, los riñones tampoco y decidió realizar un tac abdominal y así poder descartar cualquier complicación imprevista.

En el tac no aparecía ninguna cosa extraña, al menos eso nos tranquilizó, pero el dolor seguía estando ahí.

Volvimos a urgencias y lo único que creyeron ver en el tac era una acumulación de heces en el intestino de Marta, cosa que yo no podía creer pues el problema de ella es que siempre ha ido muy laxa ya que desde su nacimiento tiene colon irritable.

Tengo que decir que los dolores cesaron, del mismo modo en que habían aparecido y hasta hace poco no supimos el porque.

Marta tomaba magnesio en pastillas, tres al día, y por pura intuición, decidimos que suspendiera la ingesta de pastillas de magnesio y que tomara únicamente ampollas de magnesio en oligoelemento. Hace un mes decidimos darle otra vez las pastillas de magnesio y volvieron los dolores. Lo tuvimos claro, eran las pastillas que por contener más concentración de ese mineral no las podía asimilar, pues era demasiado magnesio, y su intestino lo rechazaba produciendo dolor, eliminamos las pastillas o sólo le damos una y el dolor desaparece.

A veces el propio cuerpo nos dice que algo no va bien, si le prestamos atención podemos solucionar muchos trastornos que pueden tener su origen en algo tan simple como un alimento que tomamos todos los días y que nos va haciendo daño sin apenas notarlo.

El cuerpo es muy sabio, sólo quiere que lo escuchemos. Oyéndole podemos asegurar que nuestra hija Marta se ha curado. Os deseo a todos lo mismo.

Isabel Ortells. (Borriol. enero 2005)

CASUALIDADES

La vida se compone de pequeñas casualidades que llenan el día a día de sorpresas inesperadas, y qué mejor ejemplo para ilustrar estas palabras que nuestro propio caso.

En él, el nombre de Marta juega un papel indispensable movido por una serie de coincidencias muy curiosas:

~ Utilizamos varias fuentes para confeccionar y realizar este manual, entre ellas, el libro del Dr. *D*'Adamo cuya esposa se llama Marta.

~ Marta también es el nombre de la colaboradora de la Dra. Cuevas.

~ Y por último, cerrando así este círculo de nombre de mujer, sólo nos queda decir que nuestra hija también se llama Marta.

Nos gustaría hacer alusión a un antiguo mito que tiene como heroína a una mujer llamada Marta.

Existe una leyenda medieval en la que se describe la batalla que Santa Marta libró contra un temible dragón y se narra cómo la Santa salió ilesa dominando a aquel mitológico ser. Cuenta la historia que Santa Marta viajó a Marsella y que con la ayuda de un libro sumado en aceite y su fuerza de voluntad logró derrotar y someter a la terrible bestia. La imagen de Santa Marta siempre va acompañada de un libro y a menudo, sujeto por una cadena, también hace acto de presencia el dominado dragón.

Nuestra hija Marta también puso todo su empeño para vencer a ese mal que la alejaba de tener una vida normal, la fibromialgia. Tal vez esta leyenda esconda un resquicio de verdad entre sus líneas repletas de fantasía y tan solo nos quiera decir que las personas, al igual que Marta, podemos superar las contrariedades que a lo largo de la vida se van cruzando en nuestro camino.

La Fibromialgia

QUE ES

La fibromialgia es una enfermedad reumática crónica, también conocida como enfermedad invisible: no puede detectarse mediante ninguna radiografía o análisis. Los pacientes que la sufren no presentan ninguna alteración visible, a pesar de los muchos síntomas que padecen: dolor crónico en distintas partes del cuerpo que lleva a la inmovilidad, contracturas musculares en las extremidades, espalda, cuello y cervicales, debilidad ósea (a menudo padecen escoliosis, hernias discales ,y problemas reumáticos) cansancio generalizado, alteraciones del sueño, insomnio, síndrome de colon irritable, vértigos, sensación de hormigueo en las extremidades, dificultades de memoria y de concentración... la única prueba diagnostica objetiva de la fibromialgia pasa por la presión de 18 puntos en el cuerpo que resultan anormalmente dolorosos al ser apretados.

LOS SÍNTOMAS Y SÍNDROMES ASOCIADOS A LA FIBROMIALGIA

Además de dolor y agotamiento, hay una cantidad de síntomas/síndromes generalmente relacionados con la fibromialgia. Igual que el dolor y el agotamiento, la severidad de estos síntomas/síndromes tienden a acrecentar y disminuir y por eso, la molestia que les ocasionan a los pacientes varía de acuerdo con la severidad. Típicamente, los pacientes de la fibromialgia sufren de uno o más de los siguientes síntomas típicos.

ANQUILOSAMIENTO

Además del dolor, la rigidez del cuerpo puede representar un problema agobiador para las personas con fibromialgia. Esta rigidez puede notarse particularmente temprano en la mañana, después de permanecer sentado por períodos prolongados o de estar de pie sin moverse, o por cambios de la temperatura o de la humedad relativa.

INCREMENTO DE DOLORES DE CABEZA O DE LA CARA

El dolor de la cabeza/cara frecuentemente resulta de músculos del cuello o de los hombros extremadamente anquilosados o sensibles, transmitiendo el dolor hacia arriba. También puede acompañar una disfunción de la articulación temporomandibular (conocida por las siglas TMJ), una condición que afecta a aproximadamente una tercera parte de los pacientes con fibromialgia, que afecta las articulaciones de las mandíbulas y los músculos correspondientes.

TRASTORNOS DEL SUEÑO

A pesar de dormir las horas suficientes, los pacientes que sufren de la fibromialgia pueden despertarse y sentirse todavía cansados, como si hubieran dormido apenas. Por otra parte, pueden experimentar dificultades al tratar de dormirse o de mantenerse dormidos. Se desconocen las razones por las que la fibromialgia causa que el sueño no sea reparador y otras dificultades del sueño. Sin embargo, las primeras investigaciones que se hicieron en laboratorios de sueño sobre la fibromialgia documentaron interrupciones en la etapa más profunda del sueño (la etapa delta) de algunos pacientes con fibromialgia.

TRASTORNOS COGNOSCITIVOS

Las personas que tienen fibromialgia informan sobre una variedad de síntomas cognoscitivos que tienden a cambiar de día en día. Estos incluyen dificultad para concentrarse, lentitud mental, "fibro-neblina", lapsos de memoria, dificultad para recordar palabras/nombres y un sentirse fácilmente abrumados al enfrentarse con varias cosas que hacer a la vez.

MALESTAR ABDOMINAL

Muchas personas con fibromialgia experimentan trastornos digestivos, dolores abdominales, meteorismo, estreñimiento y/o diarrea. Estos síntomas se conocen colectivamente como el "síndrome del colon irritable" o por las siglas en inglés IBS (irritable bowel syndrome). Además, algunos pacientes tienen dificultad para pasar alimentos, lo que según la investigación es un resultado de anormalidades objetivas en el músculo liso que funciona en el esófago.

PROBLEMAS GENITOURINARIOS

Es posible que los pacientes con fibromialgia se quejen de un aumento en la frecuencia o de mayor urgencia para orinar, típicamente, sin una infección de la vejiga.

Algunos pacientes pueden presentar una condición más crónica como es la inflamación dolorosa de la pared de la vejiga, lo que se conoce como "cistitis intersticial" (CI). En las mujeres, la fibromialgia puede ocasionar que los períodos menstruales sean más dolorosos o que los síntomas de la fibromialgia se vuelvan peores durante esos días. En las mujeres, también pueden presentarse otras condiciones, tales como la vestibulitis vulvar o vulvodinia, caracterizadas por los dolores en la región de la vulva y por dolores durante el coito.

PARESTESIA

A veces, el SMF se asocia con un entumecimiento u hormigueo (por ejemplo, en las manos o en los pies). También conocida como parestesia, la sensación se puede describir como picazón o ardor.

PUNTOS MIOFASCIALES HIPERSENSIBLES

Un número significativo de pacientes con fibromialgia tienen una condición neuromuscular conocida como el "síndrome del dolor miofascial" (MPS, siglas en inglés) en el que se forman unos puntos extremadamente doloroso (puntos hipersensibles) distribuidos en bandas encogidas en los músculos u otros tejidos conectivos, muchas veces a consecuencia de una herida resultado de movimientos repetitivos, postura incorrecta durante largos períodos o enfermedad. No son solamente muy dolorosos sino que trasmiten el dolor a otras partes del cuerpo en maneras fáciles de predecir.

A diferencia de las formas en las que la fibromialgia afecta todo el cuerpo, el síndrome del dolor miofascial es una condición localizada en áreas muy específicas, típicamente en el cuello, los hombros o en la cintura. El TMJ se considera una forma de este síndrome.

SÍNTOMAS DEL TÓRAX

Los que padecen fibromialgia y participan en actividades que les obligan a inclinarse hacia delante (por ejemplo, escribir a máquina, sentarse en un escritorio, trabajar con el ordenador, estar en una línea de producción, etc.) muchas veces tienen problemas particulares con dolores del pecho o las partes superiores del cuerpo, o sea dolores o disfunciones torácicas.

A menudo, estos dolores van acompañados de jadeos y problemas de postura. Algunos pacientes pueden, también, presentar una condición llamada "costocondralgia" (también conocida como costocondritis), que es un dolor muscular donde las costillas se unen al esternón. A veces esto se confunde con una enfermedad cardiaca. Las personas que tienen fibromialgia son susceptibles a una condición cardiaca generalmente asintomática llamada "prolapso de la válvula mitral" (PVM) en la que una de las válvulas del corazón se hincha durante un latido, causando un chasquido o soplo. Por lo general, un PVM no es motivo de preocupación en los pacientes con fibromialgia a menos que haya otra condición cardiaca.

Nota: Cualquier persona que experimente dolor torácico, deberá consultar siempre e inmediatamente a un médico.

DESEQUILIBRIO

Los pacientes con fibromialgia pueden experimentar problemas de desequilibrio por una variedad de razones. Ya que se cree que la fibromialgia afecta a los músculos esqueléticos de seguimiento de los ojos, pueden experimentar nauseas o "confusión visual" al conducir un coche, leer un libro o seguir objetos con la vista. Las dificultades con los músculos lisos del ojo también pueden ocasionar otros problemas de foco.

Puede ser también que el tener músculos débiles, o puntos hipersensibles en el cuello o una disfunción de TMJ pueden producir desequilibrio. Las investigaciones del Johns Hopkins Medical Center también han demostrado que algunos pacientes con fibromialgia tienen una condición conocida como "hipotensión de origen neurológico" lo que causa, al ponerse de pie, un bajón en la presión arterial y en la frecuencia cardiaca, produciendo mareos, náuseas, y dificultad para pensar con claridad.

SENSACIONES EN LAS PIERNAS

A veces, algunos pacientes de fibromialgia presentan un trastorno neurológico conocido como 21 "síndrome de las piernas inquietas" (restles leg síndrome, siglas en inglés RLS). Esta condición se caracteriza por un impulso incontrolable de mover las piernas, sobre todo cuando se está descansando o reposando. Un estudio reciente reveló que tal vez el 31% de los pacientes con fibromialgia tengan el RLS. El síndrome también puede ocasionar movimientos periódicos de las extremidades durante el sueño ("periodic limb movement síndrome" o PLMS, siglas en inglés), lo que puede ser muy molesto al paciente y a su pareja.

HIPERSENSIBILIDAD SENSORIAL/SÍNTOMAS ALÉRGICOS

La hipersensibilidad a la luz, a sonidos, toques y olores ocurre frecuentemente con los pacientes de fibromialgia y se cree que resulta de una hipervigilancia del sistema nervioso. Además algunas personas con fibromialgia pueden tener escalofríos o frío mientras que otros junto a ellos se siente a gusto; o puede que tengan calor mientras que otros no. Pueden tener reacciones parecidas a las alérgicas a una variedad de sustancias acompañadas de la comezón o el sarpullido, o los pacientes tal vez experimentan una forma de rinitis no alérgica caracterizadas por la constipación o excreciones de la nariz y dolor en los senos nasales, pero sin las reacciones inmunológicas que se dan en las condiciones alérgicas. Sin embargo, cuando se presentan tales síntomas, por lo general no se nota ninguna respuesta del sistema inmune como la que se puede medir en las reacciones verdaderamente alérgicas.

PROBLEMAS DE LA PIEL

Síntomas molestos, como prurito, resequedad o mancha, pueden acompañar a la fibromialgia. Los pacientes con fibromialgia también pueden experimentar una rara sensación, particularmente en las extremidades, como en los dedos. Una queja común es que el anillo no les cabe. Sin embargo, este tipo de hinchazón no es equivalente a la inflamación asociada con la artritis; mas bien, es una anomalía localizada de la fibromialgia cuya causa es desconocida actualmente.

DEPRESIÓN Y ANSIEDAD

Aunque con frecuencia, los pacientes con fibromialgia son diagnosticados incorrectamente con trastornos de depresión o ansiedad, ("estás imaginándolo todo"), la investigación ha mostrado repetidas veces que la fibromialgia no es una forma de depresión ni de hipocondría. Sin embargo, siempre que la depresión o la ansiedad ocurran con la fibromialgia, es importante su tratamiento ya que estas condiciones pueden exacerbar la fibromialgia e interferir con el manejo exitoso de los síntomas.

(1) Extracto de un artículo de National Fibromyalgia Partnership.

POR QUÉ APARECE Y SUS CAUSAS

Según los doctores D'Adamo/Catherine Witney, en el libro, "Los grupos sanguíneos y la alimentación":

"Si bien los síntomas de algunas enfermedades auto inmunes como la fatiga crónica y la fibromialgia, se enmascaran como un virus o enfermedad del mismo sistema inmunitario, la causa de su origen más probable es un problema de metabolismo deficiente en el hígado".

Según la doctora Olga Cuevas en el libro, "El equilibrio a través de la alimentación":

*"Los problemas de algunas enfermedades auto inmunes, como **la fibromialgia**, el problema del metabolismo deficiente en el hígado **se origina en las paredes del intestino**, estas son permeables para permitir el paso de los nutrientes a la sangre; la barrera intestinal no es perfecta y es fácil, que se cuelen algunos "intrusos", lo que no supone un problema para la mayor parte de los individuos.*

Los verdaderos problemas comienzan cuando las paredes intestinales se inflaman y se hacen hiperpermeables. Es decir, en las personas que por razones genéticas tengan la pared intestinal más fina de lo normal o que por diversas causas que más adelante citaremos, se les inflamen las paredes intestinales con el proceso de asimilación; además de los nutrientes atraviesan la pared intestinal sustancias de des-

echos y tóxicos alimenticios. Estos llegan hasta el hígado y los riñones para su eliminación, al ser desbordados por los mismos aparecen en acción el sistema inmunitario que los considera enemigos y les declara la guerra.

Esto supone un desgaste vitamínico para el cuerpo y se producen sustancias tóxicas que pueden acumularse en diversas partes del cuerpo, produciendo lesiones a distintos niveles (óseos, musculares, neuromusculares)".

Entre las causas que pueden producir inflamaciones e hiperpermiabilidad intestinal podemos destacar:
- ~ El consumo de alimentos no permitidos según nuestro grupo sanguíneo. Según el doctor D'Adamo, en los alimentos y bacterias, existen unas moléculas llamadas lectinas con propiedades aglutinantes, cuando las lectinas atraviesan las paredes intestinales y llegan a la sangre, reaccionan con ciertos componentes de la misma y producen aglutinaciones.
- ~ El 95% de las lectinas que absorbemos de nuestra dieta son rechazadas por el organismo, pero al menos un 5% (cantidades superiores para los intestinos hiperpermeables) pasan a la sangre, "atacan" a los glóbulos rojos y blancos y causan muchos problemas, especialmente relacionados con el sistema inmunitario.
- ~ En el tubo digestivo, las lectinas, a menudo, crean una inflamación de la mucosa y su acción aglutinante puede parecer una intolerancia alimentaría.
- ~ La verdadera solución de muchas enfermedades auto inmunes esta en hacer una dieta que limpie el organismo, refuerce los intestinos y aumente nuestras defensas.

~ Otra causa muy importante de la hiperpermiabilidad intestinal son los tratamientos con medicamentos esteroides y antiinflamatorios no esteroides, incluyendo la aspirina,Dichos medicamentos inflaman la pared intestinal y provocan el ensanchamiento de los espacios de las células.

~ Flora intestinal anormal, producida sobre todo por el abuso de antibióticos que destruyen la flora bacteriana buena y permiten la proliferación de fermentos, levaduras y hongos perjudiciales.

~ El abuso de productos animales, grasa, productos lácteos y la ingesta de poca fibra que favorecen el desarrollo de las bacterias coli, causantes de putrefacciones en detrimento de las beneficiosas ácido filas.

~ Sustancias que irritan el tubo digestivo como el tabaco, alcohol, café, aditivos, especias, azúcar...

Otras causas (ver el capitulo de hiperpermiabilidad intestinal).

COMO REPERCUTE EN NUESTRO CUERPO

Cuando el intestino se inflama, no absorbe como es debido los nutrientes y pueden presentarse gases, hinchazón, dolores abdominales, indigestión, estreñimiento ó diarrea.

Las proteínas transportadas pueden resultar lesionadas y entonces hacen su aparición las deficiencias de nutrientes como ocurre con la deficiencia de calcio (en los pacientes de fibromialgia se observa debilidad ósea y sus problemas derivados: escoliosis, problemas de columna, osteoporosis etc).

Otra deficiencia importante es la de magnesio, que induce a contracturas musculares por todo el cuerpo, sobre todo en la espalda, cuello y extremidades (esto explica los 18 puntos corporales que resultan anormalmente dolorosos al ser apretados).

Además puede producir otras deficiencias de cobre, cinc o selenio provocando cansancio generalizado que al tenerlo repetidamente junto con el dolor, impide el correcto descanso nocturno, la falta de concentración, la mala memoria.

TRATAMIENTO DE LA MEDICINA TRADICIONAL Y NATURISTA

En casos de fibromialgia la medicina actual prescribe analgésicos, relajantes musculares y antidepresivos.

Otras medicinas alternativas actúan con diferentes remedios como son la acupuntura, la fisioterapia ó la psicología. Pero todos estos remedios actúan una vez que se ha manifestado la problemática.

Nosotros vamos a intentar atajar el problema desde la base, por medio de una alimentación que limpie el organismo, refuerce los intestinos y aumente nuestras defensas. Sólo así podremos empezar a curarnos.

La Dieta

Manual de Fibromialgia

RECOMENDACIONES BÁSICAS

En primer lugar se debe seguir, la dieta recomendada, según su grupo sanguíneo, al pie de la letra. Hay que tener mucha fuerza de voluntad para seguirlo exáctamente, sin caer en la tentación de comer algo no beneficioso para nuestro grupo sanguíneo, ya que de lo contrario el sacrificio hecho (al principio lo es, después se disfruta comiendo así) no servirá para nada y nuestro cuerpo pasará factura con contracturas y cansancio.

Además de respetar la alimentación según nuestro grupo sanguíneo, es muy importante seguir los consejos de la doctora Olga Cuevas citados más adelante, al final del plan de alimentación de cada grupo.

En segundo lugar, acompañar la dieta con un tratamiento fisioterapéutico, actuando sobre las contracturas (el fisioterapeuta tiene que saber cómo actuar para no agravar el problema).

En tercer lugar, en los casos de larga duración, que estén afectados psicológicamente, será necesaria la ayuda de un psicólogo experto en Fibromialgia.

TIEMPO DE RESPUESTA

El tiempo de respuesta será diferente en cada persona según los años que se esté sufriendo la enfermedad y el grado de afectación de nuestro cuerpo.

Nuestra hija Marta, la primera semana empezó a notar los resultados.

Lo primero fue que podía dormir sin somníferos y durante toda la noche sin despertarse.

Poco a poco fueron desapareciendo los dolores y el cansancio. En tres semanas era otra persona, eso sí, siendo muy estricta, Marta ha aprendido a reservar energía en días estratégicos, por ejemplo, frente a un cambio climático fuerte, vientos, frío, etc.

Otra cosa que ha aprendido Marta es no tener vergüenza cuando va a merendar con sus amigos, ya sea en casa particular o en la pastelería, ella pide sólo lo que sabe que no le va a perjudicar y también ha enseñado a sus amigos que deben respetarla.

DIVERSOS SÍNTOMAS

Diversos síntomas que pueden aparecer los primeros días con un cambio de dieta.

Hay que tener en cuenta que durante el proceso curativo se pueden manifestar ciertos síntomas físicos generales de abstinencia. Es importante saber cuales son, porque a veces se pueden confundir con síntomas de enfermedad.

Los síntomas de que el cuerpo está realizando una limpieza pueden ser:
~ Cansancio general.
~ Dolores y achaques.

~ Fiebre, escalofríos, tos.

~ Sudoración anormal y micciones frecuentes.

~ Supuraciones dérmicas y olores corporales no habituales.

~ Diarrea o estreñimiento

~ Disminución temporal del deseo y la vitalidad sexual

~ Cese temporal de la menstruación

~ Ánimo irritable

~ Otros síntomas menores transitorios: sueño inquieto, caída de cabello no importante, sensación de frió

Cada persona experimentará sólo algunos de estos síntomas, y cuanto mejor sea su estado de salud general menos serán los síntomas. También es característico que los síntomas sean transitorios, de una duración que puede variar entre unas horas y varios días.

Existen casos de intoxicación de hígado y riñones severos y de larga duración, en las que los síntomas de abstinencia se pueden prolongar hasta cuarenta días (como ocurre en la adicción a las drogas y su posterior "mono").

Implicacion de los propios especialistas en medicina.
nota de los autores.

Muy Importante: Todo el proceso de seguimiento de una dieta ha de ser controlado por un profesional médico, ya que además de los diferentes síntomas de la fibromialgia que pueda padecer un paciente, puede haber otros daños ocasionados a nivel óseo y muscular que se tendrán que Controlar y tratar, siempre sin abandonar la dieta y siguiendo todos los conceptos que para este fin se indican en el libro.

Manual de Fibromialgia

La Alimentación

Nosotros preferimos decir que no es una dieta, es una forma de comer para toda la vida, pues una vez te acostumbras no tiene mayor importancia. En unos meses tu forma de ir al supermercado se habrá acostumbrado y será como era antes.

Cada grupo sanguíneo tiene unos alimentos que debe combinar entre sí, para conseguir una dieta sana, equilibrada y natural, y sobre todo que contenga todos los nutrientes básicos para una buena salud.

Debe tener unas proporciones adecuadas, no por el hecho de que un alimento beneficioso sea nuestro favorito, debemos abusar de este en prejuicio de otro.

Si un alimento, aun siendo beneficioso, no nos sienta bien, deberá ser sustituido por otro que pueda proporcionarnos sus mismos beneficios.

Esta forma de alimentación se basa en tres pilares fundamentales.
- La elección de alimentos según nuestro grupo sanguíneo.
- Los consejos nutricionales de la doctora Olga Cuevas que más adelante explicaremos.
- La dieta mediterránea y el trabajo de dos años de pruebas y perfeccionamiento en pacientes afectados de fibromialgia.

La doctora nos explica la reacción química que se produce entre nuestra sangre y los alimentos que comemos:

"Esta reacción es parte de nuestra herencia genética. Sabemos que esto se debe a un factor conocido como lectinas, que son proteínas que se encuentran en los alimentos y tienen propiedades que pueden afectar a nuestra sangre".

LAS FRUTAS

Desde pequeños nos enseñan a comer la fruta después de las comidas. La fruta es un alimento vital para tener una buena salud, nos previene enfermedades, nos aporta muchas sustancias nutritivas que necesita el cuerpo humano y desde luego, nos proporciona una auténtica energía vital y sana.

Pero según algunos nutricionistas, el problema es el momento en que la mayoría de personas se come la fruta, siempre de postre, acompañando a otros alimentos. La gran mayoría de frutas, exceptuando el plátano, tardan muy poco tiempo en ser digeridas por nuestro estómago. Por eso siempre debe comerse sola, con el estómago vacío, a media mañana o por la tarde, nunca acompañada de ningún otro alimento.

De esta manera todos sus nutrientes y vitaminas serán absorbidos correctamente por nuestro cuerpo, y no nos provocarán al fermentar en el estómago y entrar en contacto con otros alimentos sensación de pesadez, ardor ni flatulencias.

El Calcio

Según la doctora Olga Cuevas Fernández, en su libro "El equilibrio através de la alimentación", el calcio es el mineral mas abundante del cuerpo. Su función principal es la de ayudar a la construcción y mantenimiento de los huesos y dientes, haciéndolo en colaboración con el fósforo. También esta ligado al correcto funcionamiento del corazón y del sistema neuromuscular.

Si bien no existe un acuerdo entre los investigadores sobre la cantidad de calcio necesario, sí hay factores que facilitan o que dificultan la absorción intestinal del calcio.

El Azúcar y Los Refinados.

Los alimentos refinados, especialmente los azucarados, no contienen minerales. Este tipo de alimentos roba el calcio de los huesos para su neutralización, cuando los riñones han llegado a su límite de eliminación de ácidos metabólicos.

También producen falta de minerales, sobre todo de magnesio, imprescindible para la formación del hueso. Tras la ingestión de una cantidad considerable de azúcar se produce un aumento de la excreción urinaria de calcio.

Con años de una dieta deficitaria en magnesio y calcio el organismo terminará por sufrir sus consecuencias.

Un déficit de calcio se corrige suministrando magnesio mejor que calcio. El magnesio favorece la absorción de vitamina D, indispensable para que el calcio atraviese la pared intestinal (la vitamina D se consigue tomando el sol o comiendo pescados azules y teniendo en buenas condiciones el hígado y los riñones).

Deberíamos tener en cuenta cuando tomemos suplementos de calcio o alimentos enriquecidos con calcio, que fuese de origen orgánico o natural y no de procedencia sintética. Orgánica-procedente de los vegetales de hoja verde, de los frutos secos y sobre todo de las algas.

LA OTRA CARA DE LOS LÁCTEOS
La doctora Olga Cuevas nos explica:

"La leche es un alimento completo, ella sola es capaz de nutrir y hacer crecer a un bebé.

Los análisis de laboratorio nos muestran que tiene proteínas, grasas, carbohidratos, minerales y vitaminas de una forma totalmente asimilable por el lactante. Por eso nos han hecho creer que si no tomamos lácteos se nos caerán los dientes, se nos desintegrarán los huesos y que nuestros hijos no crecerán.

Sin embargo, el sentido común nos dice que la leche es para los lactantes y que en la naturaleza los animales adultos no maman y menos de hembras de otra especie. El sentido común no engaña, la leche es para mamarla; de hecho en cuanto se ordeña empieza a estropearse a una velocidad de vértigo. El hombre lo soluciona esterilizándola con calor. Así ya es potable, ¿pero os habéis preguntado si tiene los mismos beneficios y es igual de asimilable que la que se mama? Y ¿ será lo mismo mamar de la madre que de la vaca?"

Nos nutrimos de lo que asimilamos, no de lo que comemos.

El carácter antigénico de las proteínas lácteas

El bebé humano asimila totalmente las caseínas de la leche de su madre, pero no puede hacer lo mismo con las caseínas de la leche de vaca, que pasan al intestino delgado parcialmente digeridas, debido al efecto neutralizador que ejerce la leche sobre la acidez estomacal necesaria para su ruptura. Este problema se agrava en los adultos, ya que con la edad disminuye la cantidad de renina gástrica, que es la primera enzima necesaria para comenzar la cadena de rupturas de las grandes moléculas de caseína.

La caseína no hidrolizada (fragmentada) es una sustancia viscosa que en algunas personas se deposita en los folículos linfáticos que rodean al intestino, impidiendo la absorción de otros nutrientes y contribuyendo a la fatiga crónica y a alteraciones intestinales diversas. En condiciones ideales, las proteínas de la leche no digeridas o no descompuestas y otros antígenos de los alimentos, son retenidos en el intestino y expulsados junto a la materia fecal. En las personas con deficiencia de IgA, proteínas como la difícilmente digerible caseína, son absorbidas en el flujo sanguíneo en su totalidad y contribuyen al desarrollo de una variedad de enfermedades relacionadas con la autoinmunidad, incluyendo artritis reumatoide, lupus, cánceres...

En resumen: los lácteos tienen un alto contenido en antígenos que "agotan" el sistema inmunitario, haciéndonos más vulnerables a las infecciones y a enfermedades directamente relacionadas con nuestro sistema inmunológico.

Se han descrito muchos problemas relacionados con los lácteos. Entre ellos podemos citar; problemas circulatorios, alergias, inmunodepresión, diabetes juvenil, enfermedades otorrinolaringológicas, asma, acumulación de mucosidades, especialmente en los órganos genitales femeninos y en el aparato auditivo.

Según el doctor francés Gauvin las enfermedades de garganta, nariz y oídos se deben al elevado consumo de yogures y leche y el doctor *Oski*, jefe del hospital pediátrico Johns Hopkins, asegura que muchos casos de asma y sinusitis mejoran o incluso desaparecen cuando se eliminan totalmente los lácteos de la dieta.

Todas las personas con problemas de salud deberían disminuir al máximo los lácteos, pero las que padezcan alergias cutáneas o respiratorias deberían suprimirlos totalmente y también todos los alimentos industriales que contengan caseína.

Las caseínas están presentes en todos los lácteos (leche, quesos, yogurt) siendo más problematicas en los quesos industriales, por su mayor concentración.

Son los lácteos una fuente de calcio

Los lácteos no son una buena fuente de calcio. El doctor William Ellis afirma que después de realizar más de 25000 análisis de sangre halló que los niveles más bajos de calcio correspondían a personas con la costumbre de tomar tres, cuatro o cinco vasos de leche al día.

Los sustitutos de la leche

En realidad, podemos alimentarnos perfectamente, sin tener carencias de ningún tipo, prescindiendo de los lácteos. La necesidad de sustituir los lácteos por otros alimentos responde a dos razones; una la preocupación por el calcio; y la otra, el apego psicológico al amamantamiento diario.

Del calcio nos tendríamos que preocupar de las pérdidas más que del suministro, e incluir en la dieta una buena cantidad de verduras (repollo, brócoli, perejil...) algas, leche de avena, de arroz con algas y sésamo.

El exceso de proteinas

Una ingesta alta de proteínas aumenta la eliminación renal del calcio. Hay evidencias de que la osteoporosis es menos común y menos severa en aquellas personas que comen poca carne.

Para mejorar la absorción intestinal del calcio

~ Evitar tomar antiácidos los tratamientos farmacológicos prolongados con corticoides, etc. Pueden bloquear la absorción de ciertos minerales y vitaminas. Por eso es mejor evitarlos si no es imprescindible.

~ Evitar los alimentos industriales que contengan fosfatos como   aditivos (E- 442, E- 450, y desde E 338 a E-343), se encuentran en: Embutidos, quesos fundidos, patatas fritas, cremas lácteas, postres de frutas enlatadas y bebidas carbónicas entre otras.

~ Tomar pescado azul y hojas verdes.

~ Eludir bebidas carbónicas.

Las Algas

Son los vegetales más antiguos, por lo que la asimilación de sus nutrientes es excelente.

Figuran en la naturaleza entre los productos más ricos en calcio y hierro. También son importantes las cantidades que presentan de vitaminas, aminoácidos, enzimas y yodo, magnesio, azufre, cloro, manganeso...

Por ser alimentos muy concentrados no deben consumirse en grandes cantidades. Unos 10 gr. de algas por día nos proporcionan un aporte suficiente de minerales y vitaminas.

Entre las propiedades de las algas podemos citar:
~ Remineralizantes
~ Estimulantes del metabolismo
~ Regulan y equilibran los riñones y la circulación sanguínea
~ Ayudan a eliminar líquidos
~ Alcalinizantes

Las algas se utilizan como alimento, pero también como complemento para: reforzar el esqueleto, pelo y uñas; tratar problemas cardiovasculares; adelgazar; bajar el colesterol; ayudar a eliminar tumores; en las anemias; en la osteoporosis; en el hipotiroidismo; ayudar en los procesos de desintoxicación...

Las personas que padecen taquicardias, con muchas pulsaciones, y las que están tomando yodo o tienen hipertiroidismo, deberían controlar su consumo.

Por su alto contenido en yodo, las personas hipertensas o con problemas de corazón deberían utilizarlas en poca cantidad y mejor tostadas para que se evapore parte del yodo.

Existen muchas variedades de algas y cada una tiene sus propiedades.

Las Arame

Muy ricas en hierro y calcio, muy útiles para dar elasticidad al sistema cardiovascular y para la anemia.

Las Iziki

Muy ricas en calcio y hierro, muy útiles en la osteoporosis.

Las Nori

Tiene una gran cantidad de vitamina A; muy ricas en proteínas y en vitamina B 12, además de contener calcio, hierro, potasio, vitamina C y vitaminas del grupo B.

Las Kombu

Son las más ricas en yodo, ayudan a eliminar tóxicos intestinales, además son muy remineralizantes, por su alto contenido en hierro. También son ricas en vitaminas del grupo B y pro vitamina A.

Las Wakame

Son muy ricas en calcio y otros minerales. Son las más ricas en vitaminas del grupo B, activan la circulación y ayudan a equilibrar el sistema nervioso.

La Espirulina

El alga espirulina es probablemente uno de los alimentos sobre los que más investigaciones se han llevado a cabo en el último medio siglo. Quizás porque debido a sus cualidades nutritivas podría por sí mismo paliar, en gran medida, el hambre que asola el mundo. Y es que se trata de un alga que contiene:

- Proteinas y aminoácidos.

  Su contenido en proteínas es, por termino medio, superior en un 65% al de cualquier otro alimento natural. Sólo 36 gramos de espirulina satisfacen las necesidades diarias de aminoácidos esenciales de un adulto medio. De hecho, en la espirulina están presentes todos los aminoácidos esenciales conocidos.

- Vitaminas.

  Es el alimento más rico en beta caroteno o pro vitamina A, es también la fuente más importante de vitamina B-12 y aporta cantidades considerables de B1 y B 2.

- Minerales.

  Es el alimento más rico en hierro que se conoce, incluso veinte veces más que otros que son considerados como fuentes vitales de este mineral. Diez gramos de espirulina, por ejemplo, aportan el 80% de la dieta diaria recomendada. Y hay también importantes concentraciones de calcio y magnesio, con la ventaja de que carece casi por completo de sodio.

- Lípidos (grasas).
  El contenido en grasa de la espirulina oscila entre el 4 y el 7%, muy inferior a las demás fuentes de proteínas. Diez gramos de esta alga tienen sólo 36 calorías y prácticamente nada de colesterol. Además, casi la totalidad de las grasas que contiene son ácidos grasos esenciales del tipo omega 6.

- Hidratos de carbono.
  Contiene una cantidad muy pequeña de azúcar. Además, este alimento proporciona energía rápida sin sobrecargar el páncreas ni desencadenar hipoglucemia.

- Ácido graso gammalinolénico (GLA).
  Es, junto con la leche materna, el único alimento que contiene cantidades apreciables de este ácido graso esencial que interviene en la regulación de toda la red hormonal.

** Nota: Este artículo sobre la espirulina, está sacado del reportaje Algas: las verduras marinas, de la revista: Discovery D salud, número 66, donde nos habla de la importancia de las algas en la alimentación.*

El Mijo

El mijo es un cereal yan, siendo uno de los cereales mas versátiles y antiguos.

De todas las gramíneas es la más alcalinizante; muy rico en proteínas, minerales (especialmente magnesio y hierro) y lecitina.

Es muy digestivo, beneficia al estómago y al bazo-páncreas. Muy útil para los diabéticos. Es un cereal sin gluten, lo que lo hace apto para los celiacos. Contiene silicio, que es necesario para conservar la piel, uñas y el pelo en buenas condiciones.

El mijo es originario del centro de África desde donde se expandió hasta China e India. Fue uno de los primeros cereales del hombre.
Hoy en día es utilizado por más de 400 millones de personas en todo el mundo, principalmente en China, India, el norte de África y Europa.

Es un cereal que cada vez se utiliza mas por sus virtudes, es gustoso, dulce, liviano y alcalinizante. Además es más nutritivo, energético y rico en sales minerales que el resto de cereales comúnmente difundidos.
Tiene un alto contenido proteico y es junto a la avena el cereal más energético que se conoce, así como en hierro, calcio, fósforo, potasio, sodio, magnesio, zinc, manganeso y vitaminas A B y PP.
La presencia del magnesio lo convierte en un gran fijador del calcio.
Su consumo es altamente positivo para el desarrollo de los huesos y muy beneficioso para el páncreas, el bazo y para las personas que sufren diabetes. Ayuda, enormemente, a la condición de nuestros ojos y en los problemas estomacales.

Por su versatilidad ha sido tradicionalmente sustituto del

arroz en casi todas las recetas de los países donde está implantado. Y siendo el más dulce de los cereales, tiene la gran versatilidad de adaptarse tanto a los platos salados como a los dulces.

En su relación con la fibromialgia, y por propia experiencia, debemos decirles que el mijo nos ha facilitado una forma natural de darle a Marta un alimento que le proporciona una energía, por las mañanas, que antes no habíamos conseguido darle.

El mijo lo tomamos en casa en forma de cereales de desayuno, siempre utilizando las semillas peladas integrales biológicas, hervidas con agua y después condimentadas al gusto de cada uno, que puede ser dulce o salado.
También se puede añadir en sopas y postres. Al final del libro incluimos unas cuantas recetas con mijo, gentileza de Luz de Vida.

EL MAGNESIO
Según la doctora Olga Cuevas Fernández, el magnesio es uno de los minerales más importantes. Se reparte por todo el organismo y participa directamente en las principales funciones fisiológicas: formación y posterior utilización de las uniones ricas en energías, base de todas las reacciones metabólicas, interviene en la síntesis de todo tipo de proteínas, anticuerpos, neurotransmisores, encimas, hormonas, colágeno..., siendo de vital importancia en la transmisión del impulso nervioso y en la mayor parte de los intercambios celulares.

Una falta de magnesio acarrea una amplia sintomatología:

- ~ Hiperemotividad ansiosa, nerviosismo, voz cansada, opresión torácica, temblores, dolores de cabeza, vértigos e insomnio.
- ~ Picores, hormigueos, calambres, contracciones, fatiga excesiva, fragilidad de las uñas, del pelo y de los dientes.

Las necesidades diarias de magnesio están alrededor de 350 mg/día, pero aumentan si se ingieren alimentos muy ricos en potasio, si se toman complementos de calcio o con muchas proteínas, azúcar y refinados.

Los lácteos interfieren en su absorción. Los diuréticos y laxantes fuertes eliminan el magnesio.

Pero el principal "ladrón" del magnesio es el azúcar, porque incrementa la eliminación urinaria del mismo.

UMEBOSHI

Las ciruelas umeboshi son uno de los productos más característicos de Japón. La ciruela ume es sometida a un proceso de fermentación con sal y hojas de shiso de uno a tres años, incrementando su contenido en ácido cítrico, uno de sus elementos fundamentales en sus efectos saludables.

El ácido cítrico es utilizado por nuestro organismo para descomponer el ácido láctico (cuyo exceso produce fatiga) en dióxido de carbono y agua.
El ácido de las umeboshi neutralizan el exceso de YAN (carne, sal proteínas) mientras que la sal que contienen neu-

tralizan el estado demasiado YIN originado por los excesos de azúcar, cereales refinados y otros alimentos de polaridad expansiva.

Estimulan el intestino, el hígado y la vesícula, alcalizan la sangre y aumentan las defensas de nuestro organismo.

LAS CIRUELAS UMEBOSHI SE PUEDEN UTILIZAR PARA:

" Problemas por falta de energía del hígado.
" Para segregar saliva y preparar la digestión.
" Como alcalinizante.
" En problemas hepáticos digestivos.
" Para metabolizar el exceso de azúcares.
" Para eliminar la radioactividad.
" Detiene el crecimiento de las bacterias.
" Como tranquilizante frente al estrés.
" Para desequilibrios intestinales (diarreas y estreñimiento).
" Ayudan a la absorción del calcio.
" Para frenar el cansancio.
" Retardan el proceso de envejecimiento.
" Son muy útiles frente a las intoxicaciones alimentarias.
" Ayudan en los mareos de coche, barco etc.

Importante: Por su contenido en sal, no abusar si la tesión arterial es alta o hay un exceso de YAM.

Kuzú

El kuzú es un almidón extraído, mediante un largo proceso artesanal, de unas raíces volcánicas que a veces alcanzan hasta dos metros de profundidad. Estas raíces son molidas y lavadas repetidas veces con agua pura de la montaña y secadas al aire durante noventa días.

Es originario de China y durante dos milenios ha formado parte de su cultura. El té de sus raíces fue descrito en la materia médica china como antipirético, antidiarreico, sudorífico y anti-vomitivo.

Aunque el kuzú tiene un uso muy antiguo, sólo en las tres últimas décadas ha sido objeto de estudios científicos.

En estos estudios se ha comprobado su efectividad en el sistema cardiovascular y cardiocerebral con aplicación en la angina de pecho, migrañas y dolores de cabeza, hipertensión y sorderas repentinas.

EL KUZÚ SE PUEDE UTILIZAR, EN CASA, PARA:

" Para ayudar a descargar el hígado, dolores articulares, hepatitis, cirrosis, alcoholismo...
" Para regenerar la flora intestinal. Para neutralizar los excesos de tóxicos de los intestinos.
" Para gripes en las que duelen los puntos I.G.
" Para las alergias que transcurren con rinitis.
" Para desinflamar los intestinos: diarreas, colitis, tifus

Crown, salmolenosis.
"   Para los problemas de pulmón que tienen su origen en la debilidad del intestino grueso; asma, bronqui tis.
"   Para reducir la fiebre.
"   En los procesos infecciosos.
"   Problemas de la piel.
"   Falta de memoria o de capacidad de análisis: depre sión, Alzeimer.

COMO SE UTILIZA EL UMEBOSHI Y EL KUZÚ EN FIBROMIALGIA.

En nuestro caso hemos utilizado estos dos alimentos/medicamentos para recuperar la flora intestinal de Marta.

Marta sufría diarreas matinales que le estaban suponiendo un trastorno en su vida habitual, sobre todo en el momento de salir de casa por las mañanas.

Decidimos probar con estos alimentos, por indicación de un médico naturista, y en sólo unos días empezó a encontrarse mejor y el malestar fue mejorando. En estos momentos lo sigue tomando por las noches.

La forma de prepararlo es la siguiente:
En un vaso pequeño de agua añadimos una cucharadita de kuzú, removemos bien y lo ponemos en un cazo al fuego

durante tres minutos hasta que se espesa, lo sacamos y le añadimos una puntita de umeboshi, lo dejamos enfriar un poquito y aun algo caliente se ingesta.

Con un criterio muy personal creemos que es muy importante para nuestro organismo el tomar estos alimentos/medicamentos. Os lo recomendamos.

El Azúcar

Según la doctora Olga Cuevas Fernández el azúcar (y otros endulzantes) es uno de los alimentos más nefastos para nuestro organismo, sobre todo por el abuso que de él se hace.

En el proceso de refinamiento, no solo se priva a la remolacha o a la caña de su fibra, sino también de minerales, vitaminas y oligoelementos.

Los nutrientes que acompañan a la sacarosa en la remolacha o la caña, son las herramientas que ésta necesita para ser metabolizada. El organismo se las tiene que ingeniar para extraer los nutrientes perdidos en el refinado, de otros alimentos o de los propios tejidos, creando un déficit de vitaminas, especialmente del grupo B, de minerales (sobre todo el magnesio) y de oligoelementos.

El Azúcar y Los Huesos

Tras la ingestión de una cantidad considerable de azúcar, se produce un aumento de la excreción urinaria de calcio.

El azúcar produce al metabolizarse residuos ácidos para cuya neutralización sale el calcio de los huesos. Los huesos se debilitan y nos conducen con los años a la tan temida osteoporosis.

El Azúcar y Los Lípidos (Las Grasas)

Cuando tomamos azúcar introducimos en nuestro estómago cantidades enormes de materiales calóricos en exceso, abocados a ser almacenados en forma de grasa corporal.

Con el exceso de dulces no solo veremos como sube la aguja de nuestra báscula, sino también, y sin darnos cuenta, el colesterol y otros lípidos de la sangre, que aumentaran haciéndonos candidatos a las enfermedades cardiovasculares.

Además de consumir nosotros azúcar refinado y sacarinas la mayor parte de industrias alimentarias lo utilizan para elaborar sus productos. Lo encontramos en las golosinas, las bebidas refrescantes, la bollería, los productos de pastelería, en los panes de molde, en las salsas preparadas, en los cereales del desayuno, en las conservas, en los embutidos, etc. Muchas personas consumen cantidades excesivas de azúcar sin ser consientes de ello y con total desconocimiento.

La doctora Olga Cuevas Fernández es licenciada en Ciencias Químicas por la Universidad de Salamanca y se doctoró en Bioquímica por la Universidad Complutense de Madrid. Ha realizado numerosos trabajos de investigación científica, publicados en revistas de prestigio internacional, en los departamentos de enzimoquímica y química médica del Centro Nacional de Química Orgánica del Instituto Superior de Investigaciones Científicas de Madrid y trabajos de investigación en el campo de los productos naturales en la Universidad de Sussex (Inglaterra). Especialista en Nutrición y Salud por la Universidad Politécnica de Madrid.

Queremos darle desde aquí las gracias. Los conocimientos que nos ha proporcionado su libro "El equilibrio através de la alimentación" han contribuido en la curación de nuestra hija.

Hipersensibilidad Intestinal

HIPERSENSIBILIDAD INTESTINAL

Según la doctora Olga Cuevas, algunas enfermedades auto inmunes, como la artritis reumatoide, el lupus, la tiroiditis y la fibromialgia pueden ser consecuencia de una hiperpermiabilidad intestinal.

Las paredes del intestino son permeables para permitir el paso de los nutrientes a la sangre; a la vez, la mucosa intestinal es un freno para la entrada en el interior del organismo de alimentos que no han sido totalmente digeridos, de tóxicos y de micro organismos dañinos.

La barrera intestinal no es perfecta y es fácil que se "cuelen" algunos intrusos, lo que normalmente no supone un problema para la mayor parte de los individuos. Los verdaderos problemas comienzan cuando las paredes intestinales se inflaman y se hacen hiperpermeables. Es decir las personas que por razones genéticas tengan la pared intestinal más fina de lo normal o que por diversas causas, que más tarde citaremos, se les inflamen las paredes intestinales. Con el proceso de asimilación además de los nutrientes atraviesan la pared intestinal sustancias de desechos y tóxicos alimenticios.

Estos llegan hasta el hígado y los riñones para su eliminación y estos al ser desbordados por los mismos, hacen entrar en acción al sistema inmunitario que los considera enemigos y les declara la guerra. Esto supone un desgaste vitamínico para el cuerpo y se producen sustancias tóxicas que pueden acumularse en diversas partes del cuerpo, produciendo lesiones a distintos niveles (óseos, musculares, neuromusculares).

Las inflamaciones pueden ocurrir por muchas causas, entre ellas podemos citar:

~ Flora intestinal anormal producida sobre todo por el abuso de antibióticos, que destruyen la flora bacteriana buena y permiten la proliferación de fermentos, levaduras y hongos perjudiciales.

~ El abuso de productos animales y la ingesta de poca fibra que favorecen el desarrollo de las bacterias coli, causante de putrefacciones en detrimento de las beneficiosas ácido filas.

~ Sustancias que irritan el tubo digestivo, como el alcohol, cafeína, aditivos, especias, el azúcar...

~ Las intolerancias alimentarías, por ejemplo, leche, gluten y otros alimentos que pueden detectarse mediante análisis sanguíneos.

~ El abuso de alimentos fermentados, pan, queso, alcoholes, encurtidos...

~ La ingesta de aguas o alimentos contaminados por micro organismos.

~ Los tratamientos con medicamentos estiroideos y antiinflamatorios no es tiroideos, incluyendo la aspirina. Esta es la causa más importante de la hiperpermiabilidad intestinal. Dichos medicamentos inflaman la pared intestinal y provocan el ensanchamiento de los espacios entre las células.

~ El consumo de alimentos no permitidos según nuestro grupo sanguíneo.

CONSECUENCIAS DE LA INFLAMACIÓN Y DE LA HIPERPERMIABILIDAD INTESTINAL

- ~ Cuando el intestino se inflama, no absorbe como es debido los nutrientes y pueden presentarse gases, hinchazón, dolores abdominales, indigestión, estreñimiento o diarrea.
- ~ Las proteínas transportadas pueden resultar lesionadas y entonces hacen su aparición las deficiencias de nutrientes, que también pueden causar cualquier otro síntoma, como ocurre con la deficiencias de magnesio que inducen a espasmos musculares o las de cobre que inducen a altos niveles de colesterol.
- ~ Las fugas de las toxinas a través de las paredes intestinales sobrecargan al hígado y pueden aparecer sensibilidades a productos químicos y a nuevos alimentos.
- ~ Las bacterias y los hongos del intestino adquieren la capacidad de trasladarse a otros puntos del organismo produciendo lesiones.

LA IMPORTANCIA DE LOS HIDRATOS DE CARBONO PARA LA PRODUCCIÓN DE SERETONINA

Algunos productos farmacéuticos, como pueden ser los antidepresivos o ansiolíticos, producen una gran adicción. Pero además producen graves alteraciones y problemas en el hígado.

Si bien al tomarlos en un principio tenemos sensación de mejoría, cuando llevamos cierto tiempo consumiéndolos además de su elevado nivel de adicción, nos provocaran multitud de problemas físicos y mentales.

La doctora Olga Cuevas nos explica que debemos de hacer para producir seretonina nosotros mismos. Esto nos permitirá en los pacientes que estén tomando antidepresivos, poder dejar de tomarlos más rápidamente.

Con un suministro suficiente de hidratos de carbono en la dieta, el hígado no solo puede mantener un nivel normal de glucosa en sangre, si no que puede almacenar una buena cantidad de glucógeno, de modo que reduce al mínimo la velocidad de demolición de las proteínas y la oxidación de las proteínas.

La cantidad de hidratos de carbono en la dieta, regula la velocidad de demolición de las grasas y las proteínas.

Una dieta baja en hidratos de carbono, puede producir un ataque de acetona, estados hipo glucemicos, bajada de azúcar, y *depresión*.

Si la cantidad de hidratos en la dieta es muy pequeña, la barrera hematoencefalica, aduana del cerebro, se ve obligada a restringir la entrada de aminoácidos, *especialmente triptofano*, a favor de los pocos glucidos aportados.

Al limitarse la entrada al cerebro del aminoácido *triptofano*, no puede formarse el neurotransmisor *seretonina*.

Esto nos conduce a estados de irritabilidad, angustia, aumento de sensibilidad al dolor y depresión.

En definitiva que se debe comer más hidratos de carbono, pasta, pan, pero todo de espelta y arroz, mejor integrales.

EL EQUILIBRIO ÁCIDO / ALCALINO

En nuestro metabolismo y de una manera natural se producen compuestos ácidos que son eliminados o neutralizados: algunos se descomponen en dióxido de carbono y agua y son eliminados por los pulmones, piel y riñones; otros son utilizados por el estomago en forma de ácido clorhídrico; otros son neutralizados y excretados en forma de sales por los riñones; y otros son neutralizados por los minerales que quedan del metabolismo de los alimentos alcalinizantes.

El equilibrio ácido alcalino se mide por el pH de la sangre, la escala de pH es desde 0 a 14, en la cual el pH 7 es neutro (el del agua), menos 7 es ácido y más de 7 alcalino o básico.

El pH de la sangre debe permanecer constante a fin de permitir las múltiples funciones metabólicas que hacen posible la vida. Para ello el organismo debe contrarrestar las tendencias hacia la acidez o alcalinidad que genera cada proceso vital.

Causas de la acidosis
- ~ Incapacidad del riñón para eliminar ácidos.
- ~ Incapacidad pulmonar para eliminar el dióxido de carbono.
- ~ Alteraciones hepáticas.
- ~ Alteraciones metabólicas, producción excesiva de ácidos.
- ~ Dieta con demasiados ácidos que no se metabolizan.
- ~ Diarrea.
- ~ Dieta con predominio de alimentos acidificantes.
- ~ El estrés.

~ Trabajo fuerte.

~ Exposición al sol excesiva.

~ Las fermentaciones intestinales.

~ Los ayunos y las dietas cetogénicas (a base de carnes y grasa).

Causas de la alcalosis

Son muy poco frecuentes los casos de alcalosis; tan solo:

~ Después de un episodio de vómitos continuados por disminuir la cantidad de ácido gástrico.

~ Por un exceso de hiperventilación.

~ Como consecuencia de haber tomado altas dosis de antiácidos.

Posibles síntomas de la acidosis

Falta crónica de energía, propensión a la fatiga y al frío, encías inflamadas y sensibles, caries, cabello sin brillo, piel seca, uñas frágiles, calambres, espasmos musculares, problemas en las articulaciones, facilidad para contraer infecciones, propensión al dolor, se siente dolor al presionar los músculos, tendencia depresiva.

ALIMENTOS ÁCIDOS / ALCALINOS

Clasificación

- Alcalinos:

  Son ricos en sales minerales: Algas, verduras, frutas, vino natural, té, plátano, castañas, almendras, verdura de hoja, patatas, maíz, mijo, raíces, zanahorias, gomasio y sal.

- Neutros:

  Hay alimentos que por su contenido en proteínas son acidificantes, y por su contenido en sales minerales son alcalinizantes. En este caso se les consideran neutros: Leche pasteurizada, suero lácteo, tofu, cereales integrales y quesos.

- Acidificantes:

  Alcohol, azúcar, grasas y aceites, tomates crudos, frutos grasos, harina blanca, leguminosas, cereales refinados, pescados, aves, carnes y huevos.

  Las frutas tienen ácidos que son completamente metabolizados en energía por las personas vitales cuando hace calor.

  Por el contrario las personas poco vitales, poco resistentes al frío y que se cansan con facilidad, tienen dificultad para metabolizar y eliminar estos ácidos produciéndoles algunos de los síntomas de la acidificación: Mucosas respiratorias muy sensibles, sensación dolorosa en los dientes, frío, nerviosismo, insomnio, fatiga una hora después de haber comido fruta, calambres y espasmos.

  Por mi propia experiencia, la fruta me produce esos síntomas, sobre todo frío, hinchazón y fatiga. Todas las personas no somos iguales y cada una debe escuchar a su cuerpo, es la mejor manera de llevar una dieta que nos permita estar sanos y fuertes.

Nuestra Propuesta

Manual de Fibromialgia

Hemos intentado, basándonos en las recomendaciones los doctores D'Adamo/Catherine Witney, hacer unas dietas asociadas a nuestra cultura alimenticia y que sus productos fuesen fáciles de encontrar en la mayoría de los supermercados y tiendas de alimentación naturista, para ello incluiremos: pescados, frutas, granos, legumbres y carnes, manteniendo un equilibrio.

El cuerpo no puede abusar de ningún alimento, una cosa en principio saludable, puede ser perjudicial tomada en exceso.

ALERGIAS Y OTRAS ENFERMEDADES

En caso de alergia a un alimento, hay que eliminarlo inmediatamente y sustituirlo por otro beneficioso o neutro que tenga propiedades nutritivas, aproximadas o lo mas parecido posible.

Otras enfermedades: en caso de tener elevados índices de azúcar, colesterol, etc. habrá que hacer una dieta personalizada para cada caso.

ALIMENTOS BENEFICIOSOS, NEUTROS Y PERJUDICIALES

Los alimentos están clasificados en beneficiosos, cuando nuestra sangre es compatible con las sustancias nutritivas de éste. Este alimento actúa como medicamento en nuestro cuerpo.

Neutro cuando el alimento sólo proporciona eso, alimento, sin más complicaciones ni beneficios.

Perjudiciales cuando los alimentos no deben ser consumidos bajo ningún concepto por una persona con Fibromialgia, pues al tener sustancias perjudiciales para el cuerpo, hará trabajar a nuestro hígado más de lo que debiera y en consecuencia debilitará al resto de órganos, haciéndonos sentir mal, apareciendo contracturas y cansancio. Este alimento actúa como veneno.

Al confeccionar una dieta es importante tener en cuenta el equilibrio de alimentos ácidos y alcalinos.

El 80% de la dieta debería ser de alimentos alcalinos. Son alimentos alcalinos: las frutas, verduras, algas, algunos frutos secos y sésamo.

Son neutros :
Soja, arroz integral y trigo de espelta integral.

Son alimentos ácidos:
Las carnes, pescados, huevos y leche.

RECOMENDACIONES:
Tomar magnesio en pastillas (no exceder la cantidad diaria recomendada, una pastilla que contenga 65 mg de ion de magnesio, sería casi suficiente para cubrir las necesidades diarias de una persona) además de ser muy alcalino es un gran alimento para los músculos.

Si se toman suplementos de calcio hay que asegurarse que sea de procedencia orgánica (algas, cartílago de tiburón, etc...) de esta manera tendremos una buena asimilación del mismo.

Si el calcio es de procedencia animal o sintética, nuestro cuerpo no lo podrá asimilar, produciendose el efecto contrario al que deseamos.

A media mañana se puede comer un bocadillo (50 gr.) de pan de espelta con jamón, queso de oveja o pavo.

LOS CEREALES COMO FUENTE DE VIDA
La Espelta

Existen en el mercado toda clase de productos de espelta (la espeleta es un trigo primitivo no alterado genéticamente y ecológico que es apropiado para todos los grupos sanguíneos).

Podemos encontrar galletas sin azúcar, bases de pizza, rosquilletas, macarrones, espaguetis, pan y harina.

Todos los productos derivados del trigo (pan, pastas, harinas, galletas, etc...) deben ser sustituidos por el trigo de espelta.

El Arroz

En el proceso de refinamiento el arroz pierde gran parte de las vitaminas y sufre un déficit de vitamina B. Por ello es muy recomendable consumir arroz integral.

Podemos buscar en tiendas dietéticas arroz integral precocido.

La Avena

Conocida por ser uno de los cereales más energéticos y completos, la avena ha sido la base de la alimentación para pueblos vigorosos como el escocés, el irlandés y algunas civilizaciones asiáticas. Además, tiene la propiedad de calentar el cuerpo, por lo que es muy consumida en lugares de clima frío. En su composición podemos encontrar gran cantidad de proteínas: de los ocho aminoácidos necesarios para la vida, la avena contiene seis. Es el cereal con mayor cantidad de ellos.

La avena se encuentra también a la cabeza en cantidad de lípidos dentro de su especie: pese a ser el cereal más completo en grasa vegetal, sin embargo no engorda. Entre su aportación vitamínica y mineral, hay de todo: vitamina B1, B2, E y D, niacina, cobre y cinc. Teniendo en cuenta vitaminas como la B3 o niacina y la riqueza en fósforo, queda claro que la avena es muy beneficiosa para la actividad del cerebro. También supone una importante fuente de hidratos de carbono de absorción lenta, los que proporcionan energía largo tiempo después de haberlos consumido.

Por último, y para completar esta larguísima lista de componentes inherentes a este poderoso cereal, hay que subrayar el contenido en fibra, importante para la digestión, el colesterol y la diabetes. Todas estas virtudes hacen de la avena un alimento sin parangón en cuanto a calidad y cantidad de propiedades beneficiosas.

Además de sus propiedades energéticas, es buena para el corazón, reduce el colesterol, desintoxica la sangre, previene la trombosis, los infartos y la arteriosclerosis.

Digestiva, protege la pared intestinal, no engorda, previene la formación de caries dentales y remineraliza los huesos. Es importante para el buen funcionamiento del sistema nervioso y ayuda a mitigar la depresión. Estimula la leche materna, favorece el desarrollo físico e intelectual de los niños, y por supuesto ayuda al crecimiento de los dientes.

** Este articulo esta extraído integro del Dominical de "El Periódico" 14-11-04 "Vida sana" firmado por U.M.*

La leche de avena

Para los grupos A, B, y AB, diríamos que casi imprescindible tomar leche de avena por la mañana y por la tarde. Esta nos aporta calcio orgánico de fácil similación a la vez que magnesio y otros minerales.

Para el grupo "0" es aconsejable alternar leche de almendra en polvo sin azúcar ni fructosa y leche de arroz enriquecida con calcio y magnesio orgánicos procedentes de algas.

Manual de Fibromialgia

Ejemplo de dieta. Común a todos los grupos sanguineos

EJEMPLO DE DIETA
PARA TODOS LOS GRUPOS SANGUINEOS

<u>Desayuno</u>
Un vaso de leche vegetal (avena, mijo, almendras, soja).
O una crema de cereales, los anteriormente mencionados.
O un té de tres años
Tostadas de cualquier cereal integral (harina de espelta, centeno) SIN LEVADURA.
O cereales de desayuno de avena, mijo, quínoa espelta.

<u>Dos pastillas de espirulina y dos pastillas de magnesio.</u>

<u>Merienda o media mañana.</u>
Yogurt de soja, si no se tiene intolerancia a la soja.
O un vaso de bebida vegetal o una galleta o tostadas de espelta con algo de proteína.

<u>Lunes</u>
Comida
Caldo de pollo con legumbres, arroz integral y verduras, con pasta de arroz.
Pescado blanco
Una infusión.

Cena
Consomé de verduras y algas
Hamburguesa vegetal.
<u>Las comidas se pueden acompañar de tortitas de arroz.</u>

<u>Martes</u>

Puré de calabacín, cebolla y aceite.
Pechuga de pavo

Cena
Verduras rehogadas en un poco de aceite.
Pescado

<u>Miércoles</u>

Macarrones de arroz o de espelta o de algas, ha ser
posible integrales.
Rehogado de brócoli y cebolla con aceite.
Podemos añadir un poco de tomate.
Podemos poner atún en aceite de oliva.

Cena
Hervido de col con aceite.
Pollo al horno.

<u>Jueves</u>

Arroz integral al horno.
Hacer un sofrito de pimiento rojo con cebolla y aceite,
añadir al arroz junto a un poco de pollo o pavo y hor-
near.

Cena
Espinacas con legumbres, muy poca legumbre.
Pescado azul o blanco

<u>Viernes</u>

Caldo de pescado con fideos de arroz o espelta.
Pescado azul o blanco con verduras.

Cena
Huevo con verduras

<u>Sábado</u>
Comida
Hervido de judías verdes con patata o mejor yuca + cebolla.
Pechuga de pavo

Cena
Podemos cenar lo que queramos siempre respetando el grupo sanguíneo y las normas.

<u>Domingo</u>
Comida
Como es un día familiar adecuar nuestra dieta a lo que suele comer la familia ese día, evitando alimentos perjudiciales.

Cena
Verduras
Pescado

<u>OBSERVACIONES:</u>
De postre podemos comer galletas de arroz, espelta o cualquier cereal antes descrito, debemos evitar que lleven azúcares ni alimentos nocivos para nuestro organismo.
Un alimento muy saludable que podemos incluir en nuestra dieta es el MIJO. Nos proporcionara fuerza. Podemos comerlo en el desayuno como cereal o en sopas.

También podemos preparar ricos postres en casa con harinas integrales de espelta, arroz, centeno, mijo. Como endulznante poner melazas (siempre sin abusar) y como excipiente para que suba la masa levadura royal (o cualquier marca) pero nunca levadura de panadería.

Beber agua en las comidas. Si tenemos que salir a comer fuera un vaso de vino esta permitido.

Nunca cerveza ni otras bebidas alcohólicas.

Si nos gustan las ensaladas podemos tomarlas a nuestro gusto. Pero observando si nos sientan bien, si dormimos peor esa noche...

Podemos poner sal en la comida.

Evitar el vinagre.

Podemos utilizar otros cereales en las comidas y cenas como la quínoa, trigo sarraceno.

Si toleramos la soja podemos tomar yogurt de soja en la merienda o media mañana.

Lo que importa al seguir esta alimentación es aprender a adecuar esta dieta a nuestra forma de comer y que sea lo más natural y fácil posible, será la mejor forma de volver a tener una buena salud y disfrutar de la vida. Y recordar SER FELICES.

GRUPOS SANGUÍNEOS

GRUPO "0"

Ver dieta página 87

Son descendientes de los primeros pobladores de la tierra, que eran cazadores recolectores, por lo que su dieta esta basada en pescados y frutas, pueden comer varios tipos de carne, siempre de forma equilibrada. Además necesitan una actividad física regular y/o intensa, para tener un equilibrio general, físico y mental.

ALIMENTOS MUY PERJUDICIALES (NO HAY QUE COMERLOS)

Trigo, coliflor, lentejas, patatas, fresas, naranjas, plátanos, café, maíz, leche de vaca o cabra.

OBSERVACIONES

- ~ El azúcar es muy perjudicial, hay que restringir su consumo. Se debe sustituir por siropes o melazas, con moderación.
- ~ El atún tomarlo fresco o en conserva de aceite de oliva.
- ~ Consumir aceite de oliva con moderación.
- ~ Sustituir el pan de las comidas y cenas por tortitas de arroz integral o cualquier variedad de tortitas. O se puede tomar 25 gr. de pan de espelta.

ALIMENTOS RECOMENDADOS PARA EL GRUPO "0"

Harinas y Pasta

☺ El Grupo "0" puede combinar la harina y la pasta de espelta con la harina de cebada, centeno o con productos de quinua, kamut y trigo sarraceno.

☹ No es indicado el consumo de trigo y pasta de trigo.

Productos lácteos

😐 Deberá restringir su consumo. Puede tolerar el queso de cabra, de oveja, la mozzarella y la soja

Frutos secos y Semillas

☺ Pueden ser una buena fuente de proteína vegetal. Son aconsejables: la nuez, la semilla de calabaza, la almendra, la avellana, la castaña, la semilla de girasol y la de sésamo.

☹ Pero no son aconsejables: el cacahuete y el pistacho.

Legumbres

😐 Deben de ser consumidas con moderación acompañadas de vegetales. Son aconsejables: las judías pintas, las de careta, las judías verdes, las alubias, los guisantes, los garbanzos, las habas y el germen de soja.

☹ No son aconsejables las lentejas.

Carne

☺ Las personas del Grupo "0" toleran bien la carne, aunque debe ser consumida con moderación. Son aconsejables: el cordero, el pavo, el pollo, la ternera, el conejo, la codorniz, la gallina y el pato.

Pescado

☺ Los productos de mar son los más apropiados para la dieta del Grupo "0". Son aconsejables: el arenque, el bacalao, la caballa, el lenguado, la merluza, la perca, el pez espada, el salmón, la sardina, la trucha, la anchoa, el besugo, el calamar, los caracoles, las gambas, las langostas, los langostinos, los mejillones, el mero, las ostras y el lucio.

Vegetales

☺ Hay una enorme cantidad de vegetales disponibles para este grupo, como por ejemplo: las acelgas, el ajo, la alcachofa, el boniato, el brócoli, la berza, la calabaza, la cebolla, la col rizada, la escarola, la chirivía, la remolacha, la lechuga, el nabo, el perejil, el pimiento rojo, el puerro, el rábano, las aceitunas verdes, el apio, el berro, los espárragos, las habas, los hongos, el pepino, el tofu, la zanahoria y el calabacín.

☹ No aconsejable la patata y la coliflor.

Frutas

☺ Hay muchas frutas sabrosas disponibles para la dieta del tipo "0", como por ejemplo: las ciruelas moradas, verdes y rojas, los higos secos, la piña, el caqui, las cerezas, el albaricoque, la granada, el kiwi, el limón, el mango, la manzana, el melón, la papaya, la pera, la sandía y las uvas.

☹ No aconsejable naranjas, fresas y plátano.

Bebidas

☺ Hay pocas bebidas aceptables para el Grupo "0", por ejemplo: el agua de Seltz, el agua mineral, la cerveza, el té verde, el vino tinto y el vino blanco.

☹ Pero no son aconsejables: el café, la gaseosa, las colas, los licores destilados y el té negro.

En nuestro caso esta dieta hecha durante ocho semanas, al pie de la letra, nos ha dado excelentes resultados.

A partir de las ocho semanas si se desea tener variedad en la dieta hay que tener en cuenta tres factores:

1º.- Consultar las recomendaciones de alimentos explicadas anteriormente y la lista de alimentos que, para cada grupo, se indica en su capítulo correspondiente.

2º.- Tener en cuenta algunos de los consejos referentes a alimentos que hay que evitar o, en su defecto, disminuir que nos da la doctora Olga Cuevas:

~ Fritos, huevos, espárragos, berenjenas, espinacas, remolacha y pimientos.

~ Carnes rojas, grasa animal, embutidos, lácteos (leche, queso, yogurt, mantequilla.)

~ Margarinas.

~ Bebidas gaseosas, artificiales, alcohol, helados y café.

~ Azúcar, miel, siropes y otros endulzantes (Para endulzar se puede usar una pequeña cantidad de melaza tanto de arroz como de cebada).

~ Todos los alimentos que contengan productos químicos, colorantes, insecticidas y en definitiva todos los alimentos de cultivo químico.

~ Los alimentos y cereales refinados y las harinas blancas.

~ Las especias fuertes, condimentos y bebidas excitantes.

3º.- Seguir las pautas de una dieta mediterránea, en la que los pescados predominen sobre las carnes, que sea rica en frutas y verduras variadas, sin olvidarnos de los hidratos de carbono (arroz integral precocido, trigo de espelta integral).

En nuestra dieta deberíamos de procurar incluir, dos veces por semana, pasta de arroz y de espelta.

Hay que darle mucha importancia a las ensaladas, procurando consumirlas en todas nuestras comidas, recomendamos que en ellas no falten la lechuga, la cebolla y las zanahorias.

Granos y Pastas
  • Beneficiosos
        *Ninguno.

- Neutros
    - *Arroz, cebada, centeno, espelta, trigo sarraceno.
- No aconsejables
    - *Cuscús, fideos de trigo, avena, harina de trigo.

Panes y Panecillos
- Beneficiosos
    - *Pan esenio, pan Ezequiel.
- Neutros
    - *Bizcocho de arroz, pan de centeno, pan de espelta, pan de soja, pan de mijo.
- No aconsejable
    - *Pan de trigo, pan multicereales, pan de maíz, panecillos ingleses.

Cereales
- Beneficiosos
    - *Ninguno.

- Neutros
    - *Arroz, cebada, espelta, mijo, trigo sarraceno.
- No aconsejables
    - *Cereales surtidos, trigo, fécula, germen de trigo, avena, maíz.

Frutos secos
- Beneficiosos
    - *Nuez, semilla de calabaza.

- Neutros
  - *Semilla de sésamo, avellana, almendra, castaña, semilla de girasol.
- No aconsejables
  - *Cacahuete, pistacho.

Carnes
- Beneficiosas
  - *Toro, venado, carnero, cordero, hígado, ternera.
- Neutras
  - *Codorniz, conejo, faisán, gallina, pato, pavo, perdiz, pollo.
- No aconsejables
  - *Cerdo, ganso, tocino.

Pescados y Mariscos
- Beneficiosos
  - *Arenque, bacalao, caballa, esturión, lenguado, lucio, merluza, penca, pez espada, salmón, sardina, trucha.
- Neutros
  - *Abadejo, almeja, anchoa, anguila, besugo, calamares, cangrejo, caracoles, carpa, cazón, gamba, langosta, langostino, lenguado, mejillones, mero, ostras.
- No aconsejables
  - *Arenque ahumado, caviar, barracuda, pulpo, salmón ahumado, vieiras.

Lácteos
- Beneficiosos
  - *Ninguno.

- Neutros
    - *Mantequilla, leche de soja, queso de cabra, queso de oveja, queso de soja, queso fresco, mozzarela.
- No aconsejables
    - *Brié, camenbert, cotage, emental, desnatado, helado, gruyere, kéfir, leche entera, leche desnatada, leche de cabra, parmesano, queso de bola, gouda , queso suizo, roquefort, yogurt.

Bebidas
- Beneficiosas
    - *Agua de seltz, agua mineral.
- Neutras
    - *Cerveza, te verde, vino blanco, vino tinto.
- No aconsejables
    - *Café, gaseosas, colas, licores destilados, té negro.

Zumos y Líquidos
- Beneficiosos
    - *Zumo de piña, zumo de ciruela, zumo de cereza.
- Neutros
    - *Zumo de apio, arándanos, pepino albaricoque, tomate, uva, zanahoria.
- No aconsejables
    - *Sidra de manzana, zumo de coles, manzana,

Frutas
- Beneficiosas
    - *Ciruelas, higos, prunas.

- Neutras
    *Piña, cereza, dátiles, frambuesas, granada, kivi, limón, mangos, manzanas, melones, nectarinas, peras, sandia, uva.
- No aconsejables
    *Plátanos, fresas, mandarina, melón miel, mora, naranjas.

Legumbres
- Beneficiosas
    *Judías de careta, judía pinta.
- Neutras
    *Alubias, garbanzos, judías verdes, guisantes, haba común.
- No aconsejables
    *Lentejas, judía blanca.

Vegetales
- Beneficiosos
    *Acelga, ajo, alga marina, boniato, brócoli, calabaza, cebolla, lechuga, nabo, perejil, pimientos rojos, puerro.
- Neutros
    *Aceitunas verdes, cebolletas, espárrago, habas, hinojo, pepino, pimiento verde, rábano, remolacha, tofu, tomates, zanahoria.

- No aconsejables
    *Aceitunas negras, berenjena, coliflor, col china, maíz, aguacate, patatas, col roja, coles de Bruselas.

Especias
- Beneficiosas
  - *Alga roja, algarrobo, algas negras, curry, perejil, pimienta de cayena.
- Neutras
  - *Agar, ajedrea, ajo, albahaca, anís, maranta, azafrán, bergamota, clavo, comino, coriandro, crémor tártaro, chocolate, eneldo, esencia de almendras, estragón, laurel, jarabe de arroz, malta de cebada, mejorana, melazas, menta, miel de arce, mostaza, pimentón, pimienta, rábano, romero, salvia, tamarindo, tapioca, tomillo.
- No aconsejable
  - *Alcaparras, maicena, canela, jarabe de maíz, nuez moscada, pimienta blanca, pimienta negra molida, sidra de manzana, vainilla, vinagre (todos).

Infusiones
- Beneficiosas
  - *Alholva, cayena, diente de león, jengibre, lúpulo, mora, olmo, menta, perejil, rosa mosqueta, tilo, zarzaparrilla.
- Neutras
  - *Abedul, verbasco, ginseng, manzanilla, marjoleto, milenrama, roble blanco, salvia, saúco, té verde, tomillo, valeriana, verbena.

- No aconsejables
  - *Alfalfa, aloe, barba de maíz, bolsa de pastor, uña de caballo, genciana, hierba de San Juan, hoja de fresa, ruibarbo, hoja de fresa, trébol rojo.

GRUPO "A"
Ver dieta página 87

Serían descendientes de los primeros agricultores, por lo que su dieta estaría basada en cereales, pescados (casi todos) fruta y carne de pollo o pavo. Asimismo su carácter es más tranquilo, por lo que necesitan una actividad física más sosegada.

Alimentos muy Perjudiciales (no hay que comer)
Trigo, tomate, merluza, garbanzos, habas, pimientos, plátano, naranja, mandarinas, carne de cerdo, ternera, cordero, patata, leche de vaca y cabra.

Observaciones
~ El azúcar es muy perjudicial, hay que restringir su consumo. Se debe sustituir por siropes o melazas.
~ El atún tomarlo fresco o en conserva de aceite de oliva.
~ Consumir aceite de oliva con moderación.
~ Sustituir el pan de las comidas y cenas por tortitas de arroz integral o cualquier variedad de tortitas. O se puede tomar 25 gr. de pan de espelta.

Productos lácteos

☺ El Grupo A puede tolerar pequeñas cantidades de productos lácteos fermentados, pero debería evitar todo lo que está elaborado con leche entera.

☹ Pero no son aconsejable: el queso brie, el queso camembert, el queso emmenthal, el queso gouda, la mantequilla, el parmesano, la leche entera, el roquefort y el suero de leche.

Frutos secos y semillas

☺ Pueden ser una buena fuente de proteína vegetal. Son aconsejables: el cacahuete, las semillas de calabaza y girasol y la mantequilla de maní.

☹ Pero no son aconsejables: los pistachos.

Legumbres

☺ Las legumbres proporcionan una fuente nutritiva de proteínas muy beneficiosa. Son aconsejables: los guisantes, el germen de soja, las lentejas, las judías negras, las alubias y las judías verdes.

☹ Pero no son aconsejables: los garbanzos y las habas.

Carne

☺ Es aconsejable sustituir la carne por el pescado, pero en todo caso, es preferible el consumo de pollo al de carne roja.

☹ No son aconsejables: la carne de pato, la vacuna, la de cerdo, el conejo, el hígado, el jamón y la panceta.

Pescado

☺ Las personas del Grupo A pueden comer pescado y marisco en cantidades moderadas tres o cuatro veces por semana, pueden consumir productos como: el bacalao, la caballa, los caracoles, el mero, la sardina, la trucha, el salmón, la perca, la carpa y el dorado.

☹ Pero no son aconsejables: el lenguado, el rodaballo, el abadejo, la anchoa, la anguila, el arenque, el calamar, el cangrejo, el caviar, el lenguado, los mejillones, la merluza, las ostras y el pulpo.

Vegetales

☺ Los vegetales son cruciales para la dieta del Grupo A. La mayoría de los vegetales son aceptables para este grupo, como por ejemplo: las acelgas, el ajo, la alcachofa, el brócoli, la cebolla, la col rizada, la escarola, la espinaca, la remolacha, la lechuga, el perejil, el puerro, el rábano, los espárragos, el pepino, la zanahoria y el calabacín.

☹ Pero no son aconsejables: las aceitunas, el boniato, las habas, los hongos, la patata blanca y la roja, el pimiento rojo y el verde, la col blanca y el tomate.

Frutas

☺ La fruta es muy beneficiosa para este grupo y pueden

consumir la mayoría de las frutas, como por ejemplo: las ciruelas moradas, verdes y rojas, los higos secos y los frescos, la piña, el caqui, las cerezas, el limón, el pomelo, la pruna y las uvas.

☹ Pero no son aconsejables: el plátano, el coco, la mandarina, el mango, el melón, la naranja y la papaya.

Bebidas

☺ Hay pocas bebidas aceptables para el Grupo A, por ejemplo: el agua mineral, el café, el té verde y el vino tinto.

☹ Pero no son aconsejables: el agua de setz, la cerveza, los refrescos, los licores destilados y el té negro.

En nuestro caso esta dieta hecha durante ocho semanas, al pie de la letra, nos ha dado excelentes resultados.

A partir de las ocho semanas si se desea tener variedad en la dieta hay que tener en cuenta tres factores:

1º.- Consultar las recomendaciones de alimentos explicadas anteriormente y la lista de alimentos que, para cada grupo, se indica en su capítulo correspondiente.

2º.- Tener en cuenta algunos de los consejos referentes a alimentos que hay que evitar o, en su defecto, disminuir que nos da la doctora Olga Cuevas:

~ Fritos, huevos, espárragos, berenjenas, espinacas, remolacha y pimientos.
~ Carnes rojas, grasa animal, embutidos, lácteos (leche, queso, yogurt, mantequilla.)
~ Margarinas.
~ Bebidas gaseosas, artificiales, alcohol, helados, café.
~ Azúcar, miel, siropes y otros endulzantes (Para endulzar se puede usar una pequeña cantidad de melaza tanto de arroz como de cebada).
~ Todos los alimentos que contengan productos químicos, colorantes, insecticidas y en definitiva todos los alimentos de cultivo químico.
~ Los alimentos y cereales refinados y las harinas blancas.
~ Las especias fuertes, condimentos y bebidas excitantes.

3º.- Seguir las pautas de una dieta mediterránea, en la que los pescados predominen sobre las carnes, que sea rica en frutas y verduras variadas, sin olvidarnos de los hidratos de carbono (arroz integral precocido, trigo de espelta integral).

En nuestra dieta deberíamos de procurar incluir, dos veces por semana, pasta de arroz y de espelta.

Hay que darle mucha importancia a las ensaladas, procurando consumirlas en todas nuestras comidas, recomendamos que en ellas no falten la lechuga, la cebolla y las zanahorias.

Lista de Alimentos para el Grupo "A"

Granos y Pastas
- Beneficiosos
    - *Harina de arroz, harina de centeno, harina de espelta, harina de avena, trigo sarraceno, arroz integral.
- Neutros
    - *Harina de cebada, couscous, harina de trigo germinado.
- No aconsejables
    - *Fideos y pasta de espinaca, fideos de sémola, trigo.

Panes y Panecillos
- Beneficiosos
    - *Pan de harina de soja, tortas de arroz, pan esenio, pan Ezequiel, pan de espelta.
- Neutros
    - *Pan de arroz, pan árabe, centeno, mijo, maíz, tostadas de centeno.
- No aconsejables
    - *Pan de multicereales, pan de trigo, panecillos de salvado.

Frutos secos
- Beneficiosos
    - *Cacahuetes, semillas de calabaza, mantequilla de cacahuete.
- Neutros
    - *Almendras, piñones, nueces, pipas, avellanas, sésamo, castañas.

- No aconsejables
  - *Pistachos, nueces de brasil.

Carnes
- Beneficiosas
  - *Ninguna.
- Neutras
  - *Gallina, pavo, pollo.
- No aconsejables (especialmente)
  - *Búfalo, codorniz, perdiz, pato, conejo, tocino, ternera, hígado, panceta, cerdo, jamón.

Pescados y Mariscos
- Beneficiosos
  - *Bacalao, mero, sardina, caballa, perca, trucha, carpa, dorada, trucha de mar y esturión.
- Neutros
  - *Atún, lucio, besugo, pez espada, rodaballo.
- No aconsejables
  - *Almejas, camarones, mejillones, merluza, anchoas, caviar, ostras, salmón ahumado, arenques, lenguado, pulpo, tortuga, vieiras, calamares, langosta.

Lácteos
- Beneficiosos
  - *Leche de arroz, avena.
- Neutros
  - *Yogurt, queso de cabra, queso de oveja, kéfir.

- No aconsejables
    - *Queso brie, camenbert, gouda, gruyere, emmental, roquefort, bola, suizo,leche, mantequilla, sorbete, suero.

Bebidas
- Beneficiosas
    - *Vino tinto, café, te verde.
- Neutras
    - *Vino blanco.
- No aconsejables
    - *Agua con gas, cerveza, gaseosa, cola, licores.

Frutas
- Beneficiosas
    - *Piña, albaricoque, pomelo, cereza, higos, uva, mora, arándanos, limón, pruna, ciruelas.
- Neutras
    - *Caqui, grosella, melón, dátiles, guayaba, pasas, melocotón, kiwi, pera, frambuesa, lima, sandia, fresa, manzana, granada, uva negra y verde.
- No aconsejables
    - *Plátano, mango, ruibardo, coco, naranja, mandarina, papaya, melón.

Legumbres
- Beneficiosas
    - *Guisantes, judía de careta, soja, judías negras, judías pintas, lentejas.

- Neutras
    - *Alubias, judías blancas, judías verdes.
- No aconsejables
    - *Garbanzos, judías coloradas, habas, judías rojas.

Vegetales
- Beneficiosos
    - *Acelgas, diente de león, puerro, ajo, escarola, rábano, alcachofas, espinacas, zanahoria, brócoli, lechuga, nabos, calabacín, cebolla, perejil, colinabo, col.
- Neutros
    - *Aceitunas verdes, endivias, aguacate, algas, espárragos, pepino, berros, hinojo, rábano, champiñón, remolacha, col china, bamou, lechuga romana, maíz, calabaza, coles de bruselas.
- No aconsejables
    - *Aceitunas negras, patata blanca, roja, boniatos, habas, pimientos, tomates, repollo.

Cereales
- Beneficiosos
    - *Trigo sarraceno, amaranto, espelta.
- Neutros
    - *Arroz integral, harina de maíz, cebada, salvado de arroz, mijo, salvado de avena.
- No aconsejables
    - *Cereales surtidos, salvado de trigo, germen de trigo, fécula, granola, trigo desmenuzado.

Zumos y Líquidos
- Beneficiosos
  - *Zumo de piña, zumo de limón, apio, ciruela, pomelo, zanahoria, albaricoque, pruna.
- Neutros
  - *Zumo de manzana, uva, pepino, arándano, sidra de manzana.
- No aconsejable
  - *Zumo de naranja, papaya, tomate.

Infusiones
- Beneficiosas
  - *Aloe, cardo de maría, manzanilla, alfalfa, escaramijo, te verde, alhova, ginseng, valeriana, barbana, hipúrico.
- Neutras
  - *Abedul, bolsa de pastor, candelaria, diente de león, mora, genciana, menta verde, pipermin, miel en rama, palo dulce, perejil, salvia, sauco, tilo, tomillo, verbena.
- No aconsejables
  - *Barba de maíz, ruibardo, cayena, trébol rojo, hierba gatera.

Especias
- Beneficiosas
  - *Ajo, malta de cebada, jengibre, salsa de soja, mijo, mostaza.
- Neutras
  - *Agar, cebollino, nuez moscada, ajedrea, clavo, orégano, comino, perejil, albahaca, alga marina, algarrobo, almidón de maíz, azafrán, maicena, anís, canela, cardamomo,

clavos de especia, cremor tartaro, chocolate, estragón, hoja de laurel, extracto de almendra, jarabe de arroz no refinado, menta, menta verde, miel de arce, nuez moscada, vainilla, miel, romero, tapioca.
- No aconsejables
    *Alcaparras, pimentón, pimienta, vinagre de manzana, kepchup, vinagre de vino, mayonesa, sidra de manzana.

Condimentos
- Beneficiosos
    *Mostaza.
- Neutros
    *Encurtidos ácidos y dulces, jalea, mermelada, salsas.
- No aconsejables
    *Ketchup, mayonesa, salsa ingles, vinagre (todos).

GRUPO "B"
Ver dieta página 87

Son una especie más evolucionada, que en principio pueden comer más cosas, sin embargo son muy delicados para tomar alimentos como pollo, maíz, trigo y tomate.

El tipo B necesita ejercicios que no sean ni demasiado intensos (como el grupo "0"), ni relajados, (como el grupo A), es decir necesitan actividades moderadas como caminatas, bicicleta, tenis y aerobismo.

ALIMENTOS MUY PERJUDICIALES (NO HAY QUE COMER)
Trigo, tomate, plátano, pollo, lentejas, cacahuetes, alcachofa, coco, caqui, granada, leche de vaca y cabra.

OBSERVACIONES
~ El azúcar es muy perjudicial, hay que restringir su consumo. Se debe sustituir por siropes o melazas.
~ El atún tomarlo fresco o en conserva de aceite de oliva.
~ Consumir aceite de oliva con moderación.
~ Sustituir el pan de las comidas y cenas por tortitas de arroz integral o cualquier variedad de tortitas. O se puede tomar 25 gr. de pan de espelta.

ALIMENTOS RECOMENDADOS PARA EL GRUPO "B"

Harinas y pasta

☺ El Grupo B no necesita excederse en el uso de estos ingredientes, pueden utilizar: la harina de avena, la harina de arroz, el arroz no refinado y la harina de espelta.

☹ Pero no son aconsejables: la harina de centeno, el cuscús, la harina de cebada, la harina integral de trigo y la harina de gluten.

Productos lácteos

☺ El tipo B es el único que puede disfrutar de una gran variedad de productos lácteos, aunque estos productos también pueden ser sustituidos por productos derivados de la soja. Pueden consumir: el kefir, el yogur, el queso de cabra, de oveja, la mozzarella. La leche de avena es muy beneficiosa.

☹ Pero no son aconsejables: el helado el queso roquefort y queso para fundir.

Frutos secos y semillas

☹ La mayoría de los frutos secos o semillas no son aconsejables para la dieta del tipo B. Por ello no es aconsejable que consuman: las avellanas, la mantequilla de girasol, los piñones, los pistachos, las semillas de girasol, las semillas de calabaza y las semillas de sésamo.

Legumbres

☺ Hay muy pocas legumbres toleradas por este grupo. Son aconsejables: las alubias, el germen de soja y la judía blanca común.

☹ Pero no son aconsejables: los garbanzos, las lentejas y las judías de careta.

Carne

☺ Son aconsejables: el carnero, el cordero, el conejo y el pavo.

☹ Pero no son aconsejables: el pollo, la codorniz, el cerdo, la gallina, el jamón y el pato.

Pescado

☺ El tipo B prospera con los nutrientes y las proteínas del pescado. Son aconsejables: el abadejo, el bacalao, el besugo, la caballa, el caviar, el lenguado, la merluza, el mero, la perca, el rodaballo, el salmón y la sardina.

☹ Pero no son aconsejables: debe evitar todos los mariscos, el cangrejo, la langosta, el camarón, el mejillón, las ostras, el pulpo y el salmón ahumado.

Vegetales

☺ Hay una enorme cantidad de vegetales nutritivos y de

alta calidad beneficiosos para este grupo, como por ejemplo: el ajo, el boniato, la berenjena, el brócoli, la calabaza, la cebolla, la coliflor, la escarola, la remolacha, la lechuga, el nabo, el perejil, el pimiento rojo, el puerro, el apio, el berro, los espárragos, los hongos, el pepino y la zanahoria.

☹ Pero no son aconsejables: las aceitunas, la alcachofa, el maíz, el aguacate y el rábano.

Frutas

☺ Hay muy pocas frutas que el Grupo B deba evitar, por tanto podrá consumir frutas tan deliciosas como: la piña, el arándano, el plátano, la ciruela, la papaya, la uva.

☹ Pero no son aconsejables: el caqui, el coco, la granada y el higo.

Bebidas

☺ Si consume té permanecerá en un estado neutral, pero si sustituye esta bebida por zumo, té verde u otras infusiones herbáceas notará como se eleva su rendimiento al máximo.

☹ Pero no son aconsejables: los refrescos gaseosos, el agua de Seltz y los licores destilados.

En nuestro caso esta dieta hecha durante ocho semanas, al pie de la letra, nos ha dado excelentes resultados.

A partir de las ocho semanas si se desea tener variedad en la dieta hay que tener en cuenta tres factores:

1°.- Consultar las recomendaciones de alimentos explicadas anteriormente y la lista de alimentos que, para cada grupo, se indica En su capítulo correspondiente, al final del libro.

2°.- Tener en cuenta algunos de los consejos referentes a alimentos que hay que evitar o, en su defecto, disminuir que nos da la doctora Olga Cuevas:

~ Fritos, huevos, espárragos, berenjenas, espinacas, remolacha y pimientos.
~ Carnes rojas, grasa animal, embutidos, lácteos (leche, queso, yogurt, mantequilla).
~ Margarinas.
~ Bebidas gaseosas, artificiales, alcohol, helados, café.
~ Azúcar, miel, siropes y otros endulzantes (Para endulzar se puede usar una pequeña cantidad de melaza tanto de arroz como de cebada).
~ Todos los alimentos que contengan productos químicos, colorantes, insecticidas y en definitiva todos los alimentos de cultivo químico.
~ Los alimentos y cereales refinados y las harinas blancas.
~ Las especias fuertes, condimentos y bebidas excitantes.

3º.- Seguir las pautas de una dieta mediterránea, en la que los pescados predominen sobre las carnes, que sea rica en frutas y verduras variadas, sin olvidarnos de los hidratos de carbono (arroz integral precocido, trigo de espelta integral).

En nuestra dieta deberíamos de procurar incluir, dos veces por semana, pasta de arroz y de espelta.

Hay que darle mucha importancia a las ensaladas, procurando consumirlas en todas nuestras comidas, recomendamos que en ellas no falten la lechuga, la cebolla y las zanahorias.

LISTA DE ALIMENTOS PARA EL GRUPO "B"

Granos y Pastas
- Beneficiosos
  - *Harina de avena, harina de arroz, harina de espelta.
- Neutros
  - *Fideo de espinaca, arroz blanco, quinua, arroz integral.
- No aconsejables
  - *Harina de centeno, cuscús, harina de cebada, harina de trigo, harina integral de trigo.

Panes y Panecillos
- Beneficiosos
  - *Pan de arroz, de mijo, esenio, Ezequiel, de espelta, tortas de arroz.

- Neutros
    - *Pan de soja, panecillos de avena, pan árabe, pumpernichel.
- No aconsejables
    - *Pan de centeno, de trigo, de maíz, pan multicereales, pan integral de trigo.

Frutos secos
- Beneficiosos
    - *Ninguno.
- Neutros
    - *Almendras, avellanas, castañas, nuez.
- No aconsejables
    - *Cacahuetes, pistachos, pipas de girasol, pipas de calabaza.

Carnes
- Beneficiosas
    - *Carnero, conejo, cordero, venado.
- Neutras
    - *Faisán, pavo, ternera, vaca, jamón.
- No aconsejables
    - *Pato, perdiz, pollo, tocino.

Pescados y Mariscos
- Beneficiosos
    - *Abadejo, bacalao, besugo, caballa, esturión, caviar, lenguado, lucio, merluza, mero, penca, rodaballo, salmón, sardina.
- Neutros
    - *Atún, arenque, calamares, carpa, cazón, esturión, pez espada, trucha, vieira.

- No aconsejables
    - *Almeja, anchoa, anguila, barracuda, gambas, cangrejo, caracol, langosta, langostino, mejillón, ostras, rayada, pulpo, ranas, salmón ahumado, tortuga.

Lácteos
- Beneficiosos
    - *Queso cotage, kéfir, yogurt, queso de oveja, mozarela, queso de cabra, ricota, leche de avena, leche de arroz.
- Neutros
    - *Queso brie, gouda, mantequilla, gruyere, camenbert, queso de bola, emental, sorbete, queso de soja, leche de soja.
- No aconsejable
    - *Helado, leche, queso americano tipo chedar.

Bebidas
- Beneficiosas
    - *Té verde.
- Neutras
    - *Cerveza, té negro, vino blanco, vino tinto.
- No aconsejables
    - *Agua de Seltz, gaseosa, cola, licores destilados.

Frutas
- Beneficiosas
    - *Piña, plátano, ciruela, uva.
- Neutras
    - *Cerezas, albaricoque, dátiles, melocotón,

frambuesas, fresas, higos, kivi, limón, mangos, manzana, mandarina, melón, nectarina, pasas, peras, pomelo, prunas, sandía.
- No aconsejables
    *Caqui, coco, granada, ruibardo.

Legumbres
- Beneficiosas
    *Alubias, judía blanca, judía media luna.
- Neutras
    *Guisantes, judía verde, judía roja.
- No aconsejable
    *Garbanzo, lentejas, judía careta, judía negra.

Vegetales
- Beneficiosos
    *Boniato, berenjena, berza, brócoli, col china, coliflor, perejil, pimientos, remolacha, coles de bruselas, col blanca, zanahorias.
- Neutros
    *Ajo, alga marina, apio, berro, calabaza, cebolla, escarola, espinaca, hinojo, jengibre, lechuga, nabo, patatas, pepino, puerro, calabacín.
- No aconsejables
    *Aceitunas, alcachofa, maíz, aguacate, rábanos.

Cereales
- Beneficiosos
    *Arroz inflado, espelta, mijo, harina de

avena, salvado de arroz y de avena.
- Neutros
    *Crema de arroz, fécula, harina de papas.
- No aconsejables
    *Amaranto, cebada, centeno, germen de trigo, trigo, harina de maíz, salvado de trigo.

Zumos y líquidos
- Beneficiosos
    *Zumo de piña, de arándano, de limón, col, uva.
- Neutros
    *Sidra, manzana, zumo de apio, ciruela, albaricoque, naranja, pepino, pomelo, pruna, zanahoria.
- No aconsejables
    *Zumo de tomate.

Infusiones
- Beneficiosas
    *Ginseng, jengibre, regaliz, menta, perejil, salvia.
- Neutras
    *Alfalfa, manzanilla, menta verde, té verde, tomillo, valeriana, verbena, zarzaparrilla.
- No aconsejables
    *Lúpulo, ruibardo.

Especias
- Beneficiosas
    *Curry, jengibre, perejil, rábano picante.

- Neutras
    *Ajo, albahaca, alcaparras, alga marina, alga roja, algarrobo, anís, azafrán, cebollinos, chocolate, eneldo, laurel, menta, miel, mostaza, orégano, pimentón, romero, tomillo, vainilla.
- No aconsejables
    *Canela, gelatina, maizena, malta de cebada, pimienta blanca y negra, tapioca.

Condimentos
- Beneficiosos
    *Ninguno.
- Neutros
    *Encurtidos ácidos y dulces, jaleas, mayonesa, mermelada, mostaza, salsa inglesa.
- No aconsejables
    *Ketchup.

GRUPO "AB"
Ver dieta página 87

Son más minoritarios, y resultan de una mezcla de los Grupos A y B, por lo que tienen una mezcla de efectos positivos y negativos de los dos grupos.

Así pues en el ejercicio físico deben conjugar una actividad moderada el Grupo B con la actividad relajante físico mental del Grupo A.

ALIMENTOS MUY PERJUDICIALES (NO HAY QUE COMER)
Trigo, garbanzos, pimientos, plátano, naranja, alcachofas, maíz, avellanas, pipas de girasol, coco, caqui, pollo, leche de vaca y cabra.

OBSERVACIONES
   ~ El azúcar es muy perjudicial, hay que restringir su consumo. Se debe sustituir por siropes o melazas.
   ~ El atún tomarlo fresco o en conserva de aceite de oliva.
   ~ Consumir aceite de oliva con moderación.
   ~ Sustituir el pan de las comidas y cenas por tortitas de arroz integral o cualquier variedad de tortitas. O se puede tomar 25 gr. de pan de espelta.

Alimentos Recomendados para El Grupo "AB"

Harinas y pasta

☺ En la dieta del Grupo AB es preferible el consumo de arroz que el de trigo, no obstante, se consideran como beneficiosos: el arroz, la harina de arroz, la harina de avena, la harina de centeno, la harina de trigo germinado, los fideos de arroz y los fideos de espinaca. La harina de espelta y derivados es muy aconsejable.

☹ Pero no son aconsejables: los fideos de soba, las gachas de trigo sarraceno y la pasta de alcachofa.

Productos lácteos

😐 Los productos lácteos pueden ser consumidos con moderación, por tanto podrán consumir: el kéfir, la mozzarella, el queso de oveja, el queso de cabra y el yogur, la leche de avena es un buen sustituto de la leche.

☹ Pero no son aconsejables: el camembert, la leche entera, la mantequilla, el queso Brie, el queso roquefort y el sorbete.

Frutos secos y semillas

😐 Es recomendable comerlos en cantidades reducidas y con precaución. Son aconsejables: las castañas, el cacahuete y la nuez.

☹ Pero no son aconsejables: la avellana, la mantequilla de girasol, la semilla de girasol, la semilla de sésamo y la semilla de calabaza.

Legumbres

☺ Este grupo tiene una gama variada de legumbres. Son aconsejables: las lentejas, la judía blanca, las judías verdes y los guisantes.

☹ Pero no son aconsejables: las alubias, los garbanzos y la judía de careta.

Carne

☺ El Grupo AB necesita proteína animal, por ello son aconsejables: el cordero, el pavo, el conejo y el carnero.

☹ Pero no son aconsejables: el cerdo, el jamón, el pato, el pollo, la ternera y el tocino.

Pescado

☺ Hay una gran variedad de pescados para este grupo y además son una fuente de proteínas excelente. Son aconsejables: el bacalao, el besugo, la caballa, la merluza, el mero, la perca, el salmón, la sardina y la trucha.

☹ Pero no son aconsejables: el abadejo, el arenque, la almeja, las gambas, el cangrejo, las ostras, el pulpo, el rodaballo y el salmón ahumado.

Vegetales

☺ Las personas del Grupo AB pueden elegir entre una variada gama de productos que les aportarán nutrientes muy beneficiosos. Son aconsejables: el ajo, el apio, el boniato, el brócoli, la coliflor, el pepino, el perejil, la col rizada, la remolacha, y los guisantes.

☹ Pero no son aconsejables: las aceitunas, el maíz, el pimiento y el rábano.

Frutas

☺ En este aspecto sigue las tendencias del Grupo A, por tanto serán beneficiosas: la piña, los arándanos, la cereza, la ciruela, los higos, el kiwi, los limones, el pomelo y la uva.

☹ Pero no son aconsejables: el plátano, el caqui, el coco, la granada, los mangos y las naranjas.

Bebidas

☺ El Grupo AB admite como beneficiosas las siguientes bebidas: el té verde, el agua mineral, la cerveza, el vino blanco y el vino tinto.

☹ Pero no son aconsejables: los refrescos gaseosos, los licores destilados y el té negro.

En nuestro caso esta dieta hecha durante ocho semanas, al pie de la letra, nos ha dado excelentes resultados.

A partir de las ocho semanas si se desea tener variedad en la dieta hay que tener en cuenta tres factores:

1º.- Consultar las recomendaciones de alimentos explicadas anteriormente y la lista de alimentos que, para cada grupo, se indica en su capítulo correspondiente.

2º.- Tener en cuenta algunos de los consejos referentes a alimentos que hay que evitar o, en su defecto, disminuir que nos da la doctora Olga Cuevas:
  ~ Fritos, huevos, espárragos, berenjenas, espinacas, remolacha y pimientos.
  ~ Carnes rojas, grasa animal, embutidos, lácteos (leche, queso, yogurt, mantequilla).
  ~ Margarinas.
  ~ Bebidas gaseosas, artificiales, alcohol, helados, café.
  ~ Azúcar, miel, siropes y otros endulzantes (Para endulzar se puede usar una pequeña cantidad de melaza tanto de arroz como de cebada).
  ~ Todos los alimentos que contengan productos químicos, colorantes, insecticidas y en definitiva todos los alimentos de cultivo químico.
  ~ Los alimentos y cereales refinados y las harinas blancas.
  ~ Las especias fuertes, condimentos y bebidas excitantes.
3º.- Seguir las pautas de una dieta mediterránea, en la que los pescados predominen sobre las carnes, que sea rica en frutas y verduras variadas, sin olvidarnos de los hidratos de carbono (arroz integral precocido, trigo de espelta integral)

En nuestra dieta deberíamos de procurar incluir, dos veces por semana, pasta de arroz y de espelta.

Hay que darle mucha importancia a las ensaladas, procurando consumirlas en todas nuestras comidas, recomendamos que en ellas no falten la lechuga, la cebolla y las zanahorias.

Lista de Alimentos para el Grupo "AB"

Granos y Pastas
- Beneficiosos
    - *Arroz basmati, arroz integral, arroz blanco, harina de arroz, avena, centeno germinado.
- Neutros
    - *Couscous, gluten de harina, fideos de sémola, harina de cebada, espelta, quinua.
- No aconsejables
    - *Fideos soba, gachas de trigo, pasta de alcachofas.

Panes y Panecillos
- Beneficiosos
    - *Pan de mijo, tortas de arroz, pan esenio, pan Ezequiel, pan de arroz, pan de espelta, pan de centeno, pan de soja.
- Neutros
    - *Pan árabe, pan sin gluten, avena, pan ácimo.
- No aconsejables
    - *Pan de maíz.

Cereales
- Beneficiosos
    *Arroz inflado, mijo, avena, salvado de arroz y avena.
- Neutros
    *Amaranto, cebada, fécula, crema de arroz, granola, germen de trigo, gránulos de soja.
- No aconsejables
    *Harina de maíz, trigo sarraceno, gachas de trigo, maíz.

Frutos secos
- Beneficiosos
    *Castañas, cacahuetes, mantequilla de cacahuete, nuez.
- Neutros
    *Almendra, piñones, pistachos.
- No aconsejables
    *Avellana, mantequilla de girasol, semillas de girasol, semillas de sésamo, semillas de calabaza.

Carnes
- Beneficiosas
    *Carnero, conejo, cordero, pavo.
- Neutras
    *Hígado, faisán.
- No aconsejables
    *Búfalo, carne de res, cerdo, codorniz, tocino, corazón, gallina, ganso, venado, pato, pollo, perdiz, ternera.

Pescados y Mariscos
- Beneficiosos
    - *Atún, bacalao, besugo, caballa, caracol, esturión, lucio, mero, merluza, penca, sábalo, salmón, sardina, trucha.
- Neutros
    - *Caviar, tiburón, arenque, calamares, pez espada, mejillón, carpa, lenguado.
- No aconsejables
    - *Almeja, cangrejo, anchoa, barracuda, ostras, anguila, langosta, arenque, gambas, langostino, pulpo, salmón ahumado, rodaballo.

Lacteos
- Beneficiosos
    - *Kéfir, mozzarela, huevos, queso de cabra, queso de oveja.
- Neutros
    - *Queso emental, suizo, gouda, bola, gruyere, leche de soja.
- No aconsejable
    - *Queso roquefort, parmesano, brie, camenbert, helado, leche, mantequilla, sorbete.

Bebidas
- Beneficiosas
    - *Té verde, té rojo.
- Neutras
    - *Vino blanco, vino tinto, agua mineral, cerveza.

- No aconsejables
    - *Gaseosas, colas, bebidas dietéticas, té negro, licores.

Zumos y Líquidos
- Beneficiosos
    - *Zumo de apio, zanahoria, arándano, papaya, cerezas, uva.
- Neutros
    - *Sidra de manzana, zumo de piña, ciruela, albaricoque, manzana, pepino, pomelo.
- No aconsejables
    - *Zumo de naranja.

Frutas
- Beneficiosas
    - *Piña, cerezas, higos, arándanos, ciruelas, grosella, uva, kivi, limones, pomelo.
- Neutras
    - *Albaricoque, dátiles, melocotón, frambuesas, fresas, lima, melón, mandarina, manzana, melón miel, moras, papaya, pasas, peras, prunas, saúco, sandia, zarzamora.
- No aconsejables
    - *Plátano, caqui, coco, granada, guayaba, mango, naranja, ruibardo.

Legumbres
- Beneficiosas
    - *Lentejas, judías blancas, soja, judías coloradas.

- Neutras
    - *Guisantes, judías verdes, lentejas rojas.
- No beneficiosas
    - *Alubias, garbanzos, judías careta, judía media luna, frijoles.

Vegetales
- Beneficiosos
    - *Ajo, apio, boniato, berza, brócoli, coliflor, brote de alfalfa, chirivía, diente de león, pepinos, perejil, remolacha, repollo, tofu, soja.
- Neutros
    - *Aceitunas verdes, acelga, alga, berro, berza, bambú, repollo chino, cebolla, champiñones, calabaza, colinabo, coriandro, endibias, escarola, espárragos, espinaca, hinojo, tomate, jengibre, lechuga, patatas, puerro, rábano, coles de bruselas, zanahorias, calabacines.
- No aconsejables
    - *Aceitunas negras, alcancil, brotes de rábano, maíz, aguacate, rábanos, pimiento verde, pimiento amarillo.

Especias
- Beneficiosas
    - *Aderezo de soja, ajo, perejil, curry, rábano picante.
- Neutras
    - *Agar, ajedrea, ajo moruno, albahaca, algarrobo, canela, chocolate, eneldo, estragón, salsa de soja, tomillo, azafrán, laurel, mejo-

rana, menta, miel, salvia, clavo, vainilla, comino, mostaza, nuez moscada, romero, pimentón, tamarindo, páprika.
- No aconsejables
    *Aji picante, alcaparras, maicena, anís, gelatina, extracto de almendra, malta, pimientos, tapioca, todos los vinagres.

Infusiones
- Beneficiosas
    *Alfalfa, bardana, escaramujo, ginseng, hoja de fresa, manzanilla, jengibre, marjoleto, palo dulce, té verde y rojo.
- Neutras
    *Abedul, frambuesa, olmo, cayena, diente de león, hipérico, miel en rama, tomillo, valeriana, menta, pipermint, verbena, zarzaparrilla, salvia, saúco, perejil.
- No aconsejables
    *Alholva, aloe, barba de maíz, candelaria, escufelaria, genciana, lúpulo, ruibardo, sena, tilo, trébol rojo.

Consejos de Marta

Además de hacer la dieta, sería conveniente seguir estos consejos que a Marta le han ido bien.

~ Es aconsejable tomar el sol (con moderación, diez o quince minutos) en verano, fuera de las horas fuertes de sol.

~ Un factor importante es la práctica de ejercicio de manera regular, cada persona tendrá que practicar la actividad adecuada a su condición física y mental.

~ En las comidas se pueden tomar tortas de arroz integral.

~ Es aconsejable acompañar la dieta, durante las primeras semanas, con tratamiento fisioterapeuta.

~ Es recomendable el consumo de regaliz, con moderación, (en pastillas o natural) ya que ayuda a desintoxicar el hígado.

~ La nutrición es una ciencia nueva y en constante evolución, que junto a la medicina tradicional harán una revolución médica importante en el siglo XXI.

~ También quiero preveniros sobre los efectos nocivos del café y del tabaco en esta enfermedad.

El café

Es la bebida estimulante más popular en España. Su acción se debe a la cafeína. Cada taza de café puede contener entre 75 y 150 mg. de cafeína.

En estas dosis, la cafeína ejerce una acción estimulante sobre el sistema nervioso central, que en las personas más sensibles puede prolongarse varias horas y producir insomnio. El café es un estimulante cardiaco y en personas susceptibles, o en dosis elevadas, puede producir palpitaciones y taquicardia. Además actúa sobre los vasos sanguíneos disminuyendo su calibre, por lo que favorece la hipertensión. Curiosamente, este efecto, que generalmente va en prejuicio de la salud, es el que provoca la desaparición de los dolores de cabeza.

Su consumo, tras las comidas, facilita la digestión ya que la cafeína activa las secreciones gástricas y la movilidad intestinal. Esta es la causa de que a algunas personas les pueda producir ardor de estomago y/o diarreas, o producir simplemente un efecto laxante o diurético.

La tolerancia al café es muy diferente de un individuo a otro, pero debería ser suprimido totalmente en los siguientes casos: insomnio, cistitis, hipertensión, acidez, úlceras y ardores de estómago, diarreas, colitis ulcerosa y en otras alteraciones intestinales.

El café descafeinado en grandes cantidades resulta tóxico por los residuos de los disolventes químicos empleados para descafeinarlo. Pero como contrapartida no tiene los efectos estimulantes de la cafeína. El café puede sustituirse por jengibre, té verde... siempre que estén permitidos para nuestro grupo sanguíneo.

El tabaco

Lo podríamos considerar como una de las drogas más perjudiciales para la salud, ya que a la multitud de efectos nocivos en nuestro cuerpo podríamos añadir que crea adicción (se necesita de mucha fuerza de voluntad y ayuda externa para dejarlo) y sus efectos nos pueden afectar, aunque no seamos fumadores, ya que de momento en los trabajos y sitios públicos se permite fumar.

Según la doctora Olga Cuevas, los componentes nocivos, tanto del tabaco como del humo, son:
- ~ La nicotina, que es una sustancia que produce dependencia y por lo tanto es responsable de la alteración del comportamiento (ansiedad, nerviosismo, fatiga e irritabilidad).
- ~ Los alquitranes, algunos con efectos cancerígenos.
- ~ El monóxido de carbono que altera el consumo de oxigeno por el organismo produciendo lesiones en el tejido del corazón.
- ~ Además puede dificultar la respiración, produce dolor de cabeza, predisposición al acné, favorece la caída del cabello, hace que los dientes amarilleen y constriñe los vasos sanguíneos.

Y las enfermedades asociadas al tabaquismo son múltiples:
- ~ Las referentes al sistema nervioso, como son los trastornos de memoria y visión.
- ~ Cánceres de pulmón, laringe, vejiga y de estómago.
- ~ Bronquitis crónica, enfisema.
- ~ Causa constricción arterial. Enfermedades coronarias y produce úlceras gástricas.

¿Qué es la Candiasis?

¿QUÉ ES LA CANDIDIASIS?

Creo que muchas enfermedades tienen su inicio en esta enfermedad. Es necesario entender bien esta enfermedad para poder poner los medios necesarios y una dieta adecuada que la controle.

La candidiasis es una infección causada por una levadura de la familia de las Cándidas. Existen unas 150 especies de cándidas distintas, por ejemplo, la Candida Kruse, Candida Glabrata, Candida Tropicalis, Candida Parapsilosis etc. Sin embargo, la más común en nuestro organismo es la Cándida Albicans.

Las levaduras están presentes en todos nosotros poco después de nacer y viven en armonía con nosotros. Se encuentran en la piel, aparato digestivo y genitourinario. Su función es absorber cierta cantidad de metales pesados para que no entren en la sangre, nos ayudan a degradar restos de carbohidratos mal digeridos, y junto con las bacterias mantienen nuestro equilibrio intestinal y el ph.

La flora intestinal y vaginal junto con el sistema inmunitario nos ayuda a mantener estas levaduras bajo control.

Sin embargo, existen una serie de factores que pueden deprimirnos el sistema inmunitario y desequilibrar la flora intestinal, causando el crecimiento excesivo de estas levaduras y, por consiguiente, la enfermedad.

Estos factores son:

Exceso de azúcar o carbohidratos refinados: Éstos son el alimento principal de las cándidas. A parte de alimentarlas directamente, los azúcar y harinas refinadas aumentan los niveles de glucosa en la sangre, a través de la cual, también podemos alimentarlas.

Consumo habitual de agua del grifo: El cloro destruye la flora intestinal, y el flúor deprime el sistema inmunitario.

Uso de antibióticos , cortisona y hormonas sexuales sintéticas: Los antibióticos destruyen la flora intestinal bacteriana , pero no las cándidas . Esto hace que puedan crecer sin ningún microorganismo que las controle . Por otro lado , la cortisona deprime el sistema inmunitario, y las hormonas sintéticas, entre otros daños, destruyen ciertos nutrientes (como la vitamina B6) vitales para la salud del sistema inmunitario.

Embarazo : Durante este etapa los niveles de progesterona aumentan, induciendo a las glándulas endometriales a producir glucógeno, lo cual favorece el crecimiento de las Candidas vaginales. Por otro lado, unos niveles altos de progesterona pueden provocar resistencia a la insulina , causando un exceso de glucosa en la sangre y favoreciendo el crecimiento de las cándidas.

Estrés continuo : Un exceso de cortisol deprime el sistema inmunitario , aumenta los niveles de glucosa y destruye la flora bacteriana intestinal.

Disminución de las secreciones digestivas : La falta de ácido clorhídrico y de enzimas digestivas impide la correcta diges tión de los alimentos , produciendo fermentación y putrefacción intestinal . Esto genera sustancias irritantes para la mucosa intestinal, favoreciendo el desequilibrio de la flora intestinal y el crecimiento de las cándidas.

Falta de nutrientes : Necesitamos una gran cantidad de nutrientes necesarios para mantener el sistema inmunitario sano, regular las hormonas , mantener una producción sana de secreciones digestivas y regular la glucosa , factores todos de vital importancia para el control de las cándidas . Cuando sufrimos desnutrición, las cándidas tienen más oportunidad de crecer.

SÍNTOMAS

Los síntomas de la candidiasis son muchos y pueden ser muy variados. Es muy importante saber porqué la candidiasis puede producir estos síntomas para entender mejor este desequilibrio. Existen muchas personas con candidiasis que no han sido diagnosticadas y, en cambio, son tratadas como pacientes hipocondríacos, deprimidos y/o ansiosos. Desafortunadamente, estas personas están tomando Prozac, Seroxat o ansiolíticos, en vez de seguir un tratamiento para la candidiasis. Parte de esto, es debido a que, normalmente, la candidiasis se relaciona únicamente a los síntomas propios y localizados que crea la infección. Por ejemplo, en general con la candidiasis vaginal sólo se contemplan los síntomas localizados en la vagina; con una candidiasis oral, se presta atención únicamente a los síntomas propiamente de la boca... y los tratamientos son locales. Sin embargo, la candidiasis hay que analizarla en su conjunto, hay que ir más allá de su manifestación localizada

<u>Un punto muy importante que normalmente suele ser ignorado a la hora de diagnosticar y tratar la candidiasis, es que su origen suele ser intestinal, aún cuando estemos contemplando una candidiasis vaginal.</u>

Cuando la candidiasis prolifera en el intestino puede cambiar su anatomía y fisiología. Esto quiere decir que puede dejar de ser una levadura y convertirse en un micelio micótico. Se sabe que las cándidas son organismos dimórficos y pueden existir en estas dos formas. En su estado de levadura no es invasiva, mientras que en estado micótico produce rizoides (o raíces muy largas) altamente invasivas que pueden penetrar en la mucosa. Esto puede causar una excesiva permeabilidad de la mucosa intestinal, permitiendo la introducción a la sangre de sustancias (toxinas, proteínas mal digeridas, etc) que pueden actuar como antígenos alterando severamente el sistema inmunitario. Por otro lado, una excesiva permeabilidad intestinal puede, a su vez, deteriorar los receptores nutricionales celulares, favoreciendo la malabsorción y, dando como resultado, una desnutrición.

Se sabe que las cándidas en su estado micótico pueden producir 79 productos tóxicos, entre ellos el más abundante es el acetaldehido. Sherry Roger, médica y experta en temas de enfermedades medioambientales, tiene abundante material publicado, absolutamente único e innovador, respecto al acetaldehido. Algunas de las conclusiones a las que han llegado ella y otros investigadores respecto a los efectos negativos de este químico son:

- Favorece la formación de sustancias vasoactivas, como la adrenalina, produciendo síntomas como nerviosismo, pánico, miedo, taquicardias y sofocos.
- Interfiere con los receptores del la acetilcolina, importante para la memoria y el sistema nervioso.
- Produce histamina, y por lo tanto, inflamación en cualquier parte del cuerpo.
- Bloquea enzimas metabólicas, lo cual puede llevar a bloqueos en la Formación de neurotransmisores, por poner un ejemplo.
- Destruye la vitamina B6, la cual es importante para la protección de las membranas mucosas, el fortalecimiento del sistema inmunitario, el equilibrio del sistema hormonal y la producción de ácido clorhídrico y enzimas digestivas.
- Deprime del sistema inmunitario.
- Destruye del glutatión y la cisteína, necesarios para desintoxicar el organismo.
- Reacciona con la dopamina, lo cual puede causar depresión, insomnio e incapacidad de respuesta ante el estrés.

Por otro lado, las Cándidas encajan en los receptores hormonales de las células compitiendo con hormonas, pero también pueden crear receptores de nuestras propias hormonas en sus superficies. Esto puede causar un bloqueo y desequilibrio del sistema hormonal y un sinfín de problemas como síntomas premenstruales, infertilidad y endometriosis, entre otros.

Algunas levaduras como la Cándida krusei y la Parapsilosis producen tiaminosa (una enzima) que destruye la vitamina B1. La falta de esta vitamina puede producir síntomas como irritabilidad, dolores musculares, falta de concentración, dolor de estómago, estreñimiento y taquicardias.

También previene la conversión de la vitamina B6 en su forma activa, piridoxal-5-fosfato. Esto puede causar síntomas como retención de líquidos, depresión, irritabilidad, temblores musculares o calambres, falta de energía y piel muy seca.

Debido al grado de toxicidad en el que se encuentra el paciente con candidiasis, el hígado tiene que filtrar una gran cantidad de químicos. Para que esto ocurra, las dos fases de desintoxicación de este órgano, la fase 1 y 2, requieren nutrientes como el zinc, selenio, cobre, magnesio, vitaminas B y C, glutatión, sulfuro, glicina y ácidos grasos esenciales, que debido a la mala absorción intestinal es muy posible que no se encuentren en las cantidades necesarias para que la desintoxicación se lleve a cabo correctamente. Este proceso de autointoxicación puede agravar el estado del paciente con candidiasis crónica cuando se encuentra en presencia de perfumes, humos u otros químicos inhalantes.

Los síntomas más comunes en pacientes con candidiasis crónica son:

- Fatiga
- Malestar general
- Dolores de cabeza
- Distensión abdominal
- Diarreas y/o estreñimiento

- Indigestión
- Ardor estomacal
- Deseo de comer carbohidratos (dulces, pasta, pan, etc
) • Depresión
- Mareo
- Sensación de resaca por las mañanas
- Dolor de articulaciones y músculos
- Molestias vaginales (picores, irritación, heridas etc)
- Retención de líquidos
- Insomnio
- Infecciones crónicas
- Alergias
- Picor anal
- Afonía
- Congestión nasal
- Ahogo
- Problemas de uñas
- Molestias oculares y de oídos

Las enfermedades y desequilibrios relacionados con una candidiasis crónica son:

- Enfermedad de Crohn
- Colitis
- Síndrome del Intestino Irritable
- Artritis reumatoide
- Lupus
- Asma
- Psoriasis y eccema
- Sinusitis

- Esclerosis múltiple
- Fibromialgia
- Síndrome de la fatiga crónica
- Hipotiroidismo
- Hipoglucemia
- Depresión y estados de ansiedad
- Anemia

Así pues, el tema de la candidiasis no se limita a una sintomatología localizada.

DIAGNÓSTICO

Las pruebas de laboratorio no garantizan el diagnóstico fiable de una candidiasis crónica intestinal. Por ejemplo, la mayoría de las células de las cándidas se adhieren a la pared de la mucosa intestinal, por lo cual es difícil que aparezcan en los análisis de heces. Y, en algunos casos, muchas de estas células mueren mientras el especimen se transporta o durante la espera del análisis.

Es importante no descartar la enfermedad, sólo por el hecho de que las pruebas de laboratorio resultan negativas. Es mejor basar el diagnóstico en una evaluación detallada del paciente: síntomas, historial clínico, análisis de su dieta...

En EE.UU. muchos médicos y terapeutas opinan que el protocolo clínico para la candidiasis presenta tan poco riesgo y costo (sobre todo la dieta) que debería considerarse en cualquier enfermedad crónica.

Después de todo lo expuesto creo necesario que todas las personas afectadas por fibromialgia realicen la prueba de candidas.

Con este capítulo solo pretendo haceros llegar información sobre una enfermedad que muchas veces acompaña a la fibromialgia.

Tenéis que poneros en manos de un buen especialista, nunca seguir un tratamiento por vuestra cuenta.

Esta enfermedad es muy seria y si padeces candidas y no las tratas no podrás mejorar los síntomas de la fibromialgia.

En estas direcciones podrás encontrar más información.

www.candidiasiscronica.org
www.calacervera.com

DIETA

DESAYUNO:

Es muy importante tomar un vaso de Avena, arroz, quínoa, mijo. Cada persona tiene que valorar la bebida que mejor le siente y según su grupo sanguíneo.
Se pueden tomar tostadas, galletas sin azúcar de espelta, avena, mijo, arroz.
Tomaremos ahora:
2 pastillas de espirulina + 2 de magnesio+ 1 de vitamina C.
Siempre tenemos que verificar que estas pastillas nos sientan bien.

MEDIA MAÑANA

Para que el organismo no cree una intolerancia deberemos comer cada día algo diferente:
Tostadas de espelta + patee vegetal
Tostadas de centeno + jamón salado
Bocadillo de pan sin levadura + atún.
Esto son ejemplos de lo que podemos comer a media mañana, cada uno puede preparar lo que más le guste siempre siguiendo las pautas recomendadas.
Se tolera café y té de vez en cuando, mejor cola de caballo o infusiones de te de tres años, SIN AZÚCAR edulcorado con estevia o un poco de melaza de arroz, agave o siropes.

MERIENDA

Las meriendas pueden ser como a media mañana, todo depende del hambre que se tenga, también van muy bien las tortitas de arroz de sabores. Si queremos perder peso mejor las tortitas de arroz.

LUNES

COMIDA

Un plato de legumbres con algas
Pescado
Ensalada de lechuga, cebolla, aceitunas etc.

CENA

Sopa de pollo con pasta de arroz o espelta.
Mero con verduritas.

MARTES

COMIDA

Hervido de judías verdes o otra verdura que nos guste.
Podemos añadir un poco de patata o yuca.
Pescado con verduras a la plancha.

CENA

Espinacas con un poquito de patata o yuca
Hamburguesa vegetal de soja o hecha en casa.

MIERCOLES

Pasta de arroz con brócoli y cebolla con una lata de atún.
Ensalada.

CENA

Pollo estofado con verduras

JUEVES

COMIDA

Pure de calabacín con cebolla y un poquito de patata o yuca.
Pollo al horno.

CENA

Revuelto de gambas con ajetes y huevo

VIERNES

COMIDA

Sopa de pescado con fideos de arroz o espelta
Pescado
Ensalada

CENA

Menestra de verduras
Lomo rebozado sin huevo.

SABADO

El sábado tenemos varias opciones:
Caldo de pollo con fideos de espelta o arroz + pescado o carne
blanca.
O pasta con brócoli y cebolla con carne o atún

CENA

Libre siempre respetando las normas.

DOMINGO

Paella de carne o pescado o arroz al horno siempre arroz integral.
Verduras variadas o ensalada.
Postre cualquiera sin mucho azúcar, natillas de avena, chocolate sin leche, bizcocho casero. Es el único día que nos podemos permitir saltarnos un poco la dieta.

CENA

Menestra de verduras
Pescado
En las comidas podemos comer tortitas de arroz, el aceite solo esta limitado en caso de tener que perder peso.
Todo esto tenemos que probar que nos sienta bien, evitar alimentos con levadura, azúcar, lácteos, alimentos que nos den intolerancia o alergia.
Evitar zanahorias, alimentos fermentados, vinagre.
Siempre será mejor la yuca que la patata.

RECETAS

PIZZA DE ESPELTA CON CEBOLLA

Ingredientes:

Base de pizza
Cebolla
Queso de oveja
Fiambre de pavo
Aceite de oliva

Preparación:

Cortamos o trituramos la cebolla, la cantidad es a gusto, la reogamos y cuando esté dorada la incorporamos sobre la base de pizza.

Trituramos el queso de oveja y el fiambre de pavo como con la pizza normal y lo colocamos encima.

La metemos al horno durante diez minutos, aproximadamente.

Pizza Vegetal

Ingredientes:

> Base de pizza
> Vegetales permitidos para cada grupo (ver lista)
> Queso de oveja
> Aceite de oliva

Preparación:

Cortamos las verduras en trozos pequeños, los ponemos en una sartén y añadimos un poco de aceite y un poco de agua, lo vamos removiendo hasta que estén tiernos y dorados.

Se extiende sobre la pizza y añadimos el queso triturado o rallado.

Lo ponemos al horno durante diez minutos, aproximadamente.

PASTA CON BROCOLI

Ingredientes:

Pasta de arroz o espelta (espirales, macarrones, espagueti)
Brócoli
Queso de oveja
Aceite de oliva
Atún bajo en sal
Cebolla

Preparación:

Hervir la pasta en agua y sal, (la de arroz unos 15 minutos y la de espelta de 8 a 10).

Cortar la cebolla y el brócoli y sofreír juntos con un poco de aceite y agua.

Cuando esté hecho el sofrito añadir la pasta y mezclar.

Servir y poner por encima de cada plato un poco de queso de oveja rallado y atún.

Lentejas con Verduras

Ingredientes:

Lentejas secas o en conserva
Cebolla, zanahoria, puerro, patata (excepto el
Grupo "0" y "A")
Aceite de oliva
Arroz integral precocido
Algas
Sal

Preparación:

Se pone todo junto en la cazuela a trozos pequeños y se deja cocer durante unos minutos.

Cuando falten unos 20 minutos para el final, añadir el arroz integral precocido y un poquito de algas, el aceite y la sal.

Dejar cocer hasta que estén a nuestro gusto y en su punto.

ALUBIAS CON ALGAS Y ARROZ

Ingredientes:

Alubias (secas o en conserva)
Algas
Arroz integral precocido
Sal
Aceite de oliva
Patata
Cebolla

Preparación:

Poner las alubias en una cazuela, si son en conserva añadir las alubias junto al arroz precocido, las algas, el aceite y la sal.

Las secas dejarlas cocer con cebolla y patata (excepto Grupo "0" y "A") durante unos minutos aproximadamente y cuando falten 20 minutos para el final añadir el arroz precocido, las algas, el aceite y la sal.

Dejar en cocción durante esos 20 minutos y servir.

MACARRONES CON BECHAMEL

Ingredientes:

Macarrones de arroz o espelta
Leche (mejor si puede ser soja o avena salada)
Aceite de oliva
Sal
Cebolla
Atún
Harina de arroz o espelta
Queso de oveja

Preparación

Hervir la pasta en agua y sal (15 minutos la de arroz y 8 a 10 la espelta)

Rallar la cebolla y freírla en el aceite, añadir la harina y remover.

Incorporar la leche, de avena o de soja, remover para que no se pegue, y cuando esté hecha la bechamel añadir la pasta y mezclar.

Servir con queso de oveja rallado y atún.

LONGANIZAS DE PAVO CON VERDURAS

Ingredientes:

> Longanizas de pavo (te las pueden preparar en tu carnicería de confianza)
> Cebolla
> Pimiento rojo
> Aceite de oliva
> Calabaza
> Sal

Preparación:

Cortar las verduras en trozos pequeños, sofreírlas en poco aceite e ir removiendo para que no se quemen.

Cortar las longanizas en trozos pequeños y sofreírlas junto la verdura.

Cuando estén fritos o al gusto los trozos de longaniza, servir.

ENSALADILLA DE ARROZ Y GUISANTES

Ingredientes:

> Arroz integral precocido
> Guisantes
> Aceite de oliva
> Sal
> Atún
> Mayonesa

Preparación:

Hervir el arroz precocido durante 20 minutos en agua, sal y aceite.

Poner debajo del grifo y lavarlo con agua fría, así no quedara pegado.

Cuando éste frío añadir los guisantes, el atún y un poco de sal.

Se puede poner un poco de mayonesa, mejor si es casera y sin vinagre.

Servir frio.

Patata y Calabaza

Ingredientes:

Patatas
Calabaza, calabacín
Cebolla
Pimiento rojo
Tomate
Aceite de oliva
Agua
Sal

Preparación:

Cortar todos los ingredientes en trozos pequeños y colocarlos en una cazuela junto al aceite y la sal.

Añadir el agua y remover de vez en cuando.

Debe quedar una especie de puré.

Mijo con Coliflor ó Brócoli

Ingredientes:

Mijo
Brócoli o coliflor
Aceite de oliva
Sal
Algas

Preparación:

Freír la cebolla rallada en aceite de oliva.

Añadir el mijo, las algas y el agua. La proporción es una de mijo por dos de agua.

Dejar hervir durante 15 0 20 minutos.

Servir caliente.

ALBONDIGAS DE PAVO CON PATATAS

Ingredientes:

Cinco albóndigas por persona.

> Aceite de oliva (dos cucharadas)
> Patatas
> Sal
> Perejil

Preparación

Poner al fuego una cazuela o paella grande, agregar dos cucharadas de aceite de oliva y sofreí en el mismo, a fuego lento, las albóndigas.

Cuando estén un poco doradas añadir las patatas cortadas a tiras como si fueran para freír.

Añadir agua y un poco de sal.

Dejar hervir hasta que las patatas estén hechas y servir.

LOMO CON ALMENDRAS

Ingredientes:

> Dos libritos de lomo por persona
> Aceite de oliva
> Almendras tostadas y trituradas
> Leche
> Sal

Preparación:

Se rellenan los libritos de lomo con las almendras trituradas.

Los freímos en aceite (poco aceite) y cuando estén dorados los retiramos de la paella. Ponemos los libritos en una cazuela grande, mejor si es de barro, y añadimos la leche, dejamos hervir e incorporamos el resto de las almendras picadas. Estará hecho cuando la salsa espese.

Nota: Este mismo plato se puede preparar con filetes de pavo y con leche de soja.

BIZCOCHO DE CALABAZA

Ingredientes:

Un vaso de leche de avena o soja o leche de arroz
Un vaso de harina de espelta integral
Un huevo (se puede hacer sin huevo)
Dos cucharadas de melaza de arroz
Dos cucharadas de sirope de arce
Dos cucharadas de aceite de oliva
Una cucharadita de bicarbonato
Un kilo de calabaza dulce (hecha al horno previa-
mente)

Preparación:

Poner todos los ingredientes en un recipiente.

Mezclarlos con una batidora y colocarlos en una fuente,
honda, untada con aceite.

Meter en el horno hasta que quede un poco dura y tos-
tada. Su tacto es de pudín cremoso y esta deliciosa.
Servir fria.

Mantenerlo en frigorífico.

Nota: *Este bizcocho se puede hacer también sustituyen-
do la calabaza por pasas, higos o por manzanas. Las manzanas se pelan y se trocean, pasándolas después por la batidora junto con todos los ingredientes.*

Galletas de Aguardiente

Ingredientes:

Una medida de aceite de oliva
Media medida de aguardiente de repostería
Harina de espelta integral y harina de arroz integral
Sirope de agave o melaza de arroz

Preparación:

Poner en un bol el aceite y el aguardiente junto a la melaza de arroz o el sirope, mezclarlo bien, seguidamente agregar la harina, la mitad de cada clase y amasarlo todo. Debe quedar un poco dura, estirar y hacer la forma, mejor con un molde.

E STABLECIMIENTOS N ATURISTAS Y B IBLIOGRAFÍA

ESTABLECIMIENTOS QUE NOS HAN AYUDADO

Queremos dejar constancia de los establecimientos que nos han prestado su ayuda desinteresada, tanto en consejos como en procurarnos los productos necesarios, así como la realización de fotografías en sus tiendas.

Gracias a:

PRODUCTOS ECOLÓGICOS "CASTESAN"
Avd. de Zaragoza, 13
12190-Borriol (Castellón)
Tel. 964.322.061
E-Mail: castesanborriols@terra.es

COOP. PRODUCTES ECOLÒGICS
"EL LLEDONER"
C/ D'Ursins, 36
12004 - Castellón
Telf. y Fax 964.233.677

HERBORISTERÍA "LA COLMENA"
Avenida de América, 66
50007 - Zaragoza.
Telf. 976.381.538

PANADERÍA "EL RINCÓN DE SEGURA"
C/ Camino Viejo de Ferez, 1
02439 - Elche de La Sierra (Albacete)
Telf. 967.410.462 - Fax.
967.411.399
www.artesaniadelasierra.com/rincon-delsegura

"HERBORISTERÍA RUSSAFA"
C/ Russafa, 34.
46006 - Valencia.
Telf. 96 373 42 58
E-mail: russafa@russafa
www.russafa.com

"J. NAVARRO HERBOLARIO"
C/ Arzobispo Mayoral, 20.
46002 - Valencia.
Telf. 96 352 28 51/Fax 96 351 29 04
E-mail:jnavarro@terraverda.com

"TENDA VERDA"
C/ Almas, 3.
46002 - Valencia.
Telf. 902 180 864/Fax 963 106 047
E-mail:jnavarro@terraverda.com

NATURA. PRODUCTES NATURALS
Plaça del Rei, 14
12001 Castelló
Telf. 96 421 03 93

CONCLUSIONES

Hemos explicado que es la Fibromialgia y los problemas que comporta. Muchas veces los especialistas tienen dificultad para acertar tanto el diagnóstico como su tratamiento.

Nuestra experiencia se ve reflejada en este libro, donde hemos puesto de manifiesto que una nutrición adecuada permite superar casi todos los problemas que la fibromialgia conlleva.

Lo más importante en esta enfermedad es ser constante y estricto, sobre todo al principio y no abandonar la dieta bajo ningún concepto.

AGRADECIMIENTOS

Al doctor D. Antonio Collado, reumatólogo del Hospital Clínico y Provincial de Barcelona, por su labor en ayuda de los enfermos de fibromialgia y en especial por el trato y la atención que nos dedicó cuando nuestra hija Marta estaba en su fase más aguda.

A José María y a Lina, del Centro de Fisioterapia de Castellón, por el trato y grandes muestras de cariño que dispensaron a nuestra hija.

NOTA DE LOS AUTORES

A todos ellos nuestras mas efusivas gracias y reconocimiento.

Los productos que indicamos en el libro los hemos encontrado en estos establecimientos, cercanos a nuestra residencia.

Gracias a nuestra experiencia de todos estos años , contamos con una tienda online en w w w . comidasana . eu donde podréis encontrar   muchos   productos   que recomendamos en nuestras dietas y que , sin duda , serán para vuestro benef icio.

Resaltar que nuestra tienda, por ahora , sólo atiende pedidos en España.

BIBLIOGRAFÍA

"Los Grupos Sanguíneos y La Alimentación"
   Autores: Peter D'Adamo y Catherine Whitney
   Editorial: Editorial Javier Vergara.

"El Equilibrio a través de la Alimentación"
   Autora: Olga Cuevas Fernández
   Editorial: Sorles S.L.

Si desean contactar tanto con Marta como con sus padres, autores de este libro, e intercambiar con ellos experiencias, logros, consejos y emociones pueden hacerlo a través del siguiente correo electrónico: **info@comidasana.eu** ó através de su página web **www.comidasana.eu**

❖ ÍNDICE ❖

Manual de Fibromialgia